글 **그레구아르 보스트 · 마티유 카스티**

파리 시테대학교 아동청소년 심리학 및 신경과학과 교수이며
파리 소르본대학의 라시데연구소 소속입니다.
라시데연구소에서 수많은 청소년들과 이야기를 주고받으며
청소년의 뇌가 어떻게 작동하는지를 탐구하고 있습니다.

그림 **클레망틴 라트롱**

옮김 **장한라**

서울대학교에서 인류학과 불어불문학을 공부했습니다.
여러 국제 행사 동시통역과 논문 및 도서 번역을 해 왔습니다.
그동안 옮긴 책으로《동물들의 위대한 법정》《학교 폭력에 관한 모든 질문》
《나는 여자고, 이건 내 몸입니다》《전쟁이 나고 말았다》 등이 있습니다.

일러두기

- 책에 나온 모든 나이는 '만 나이'를 기준으로 합니다.
- 책에 나온 통계 자료는 특별한 언급이 없으면 모두 프랑스 수치를 나타냅니다.

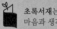

초록서재는 여린 잎이 자라 짙은 나무가 되듯,
마음과 생각이 깊어지는 책을 펴냅니다.

네 머릿속에서 벌어지는 일들을 알려 주는 책

청소년을 위한 뇌 사전

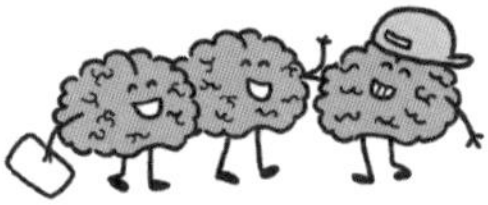

그레구아르 보스트 · 마티유 카소티 글
클레망틴 라트롱 그림 | 장한라 옮김

초록서재

차례

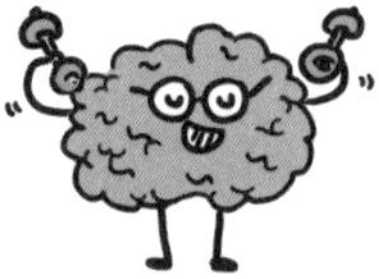

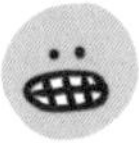

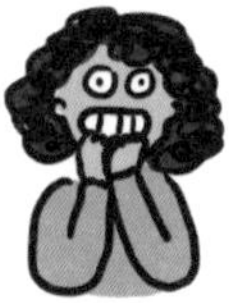

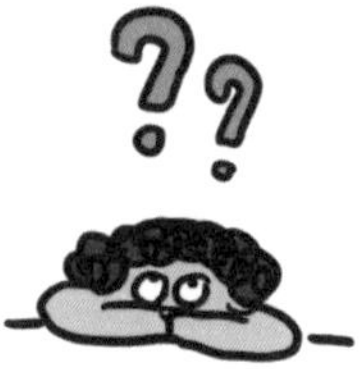

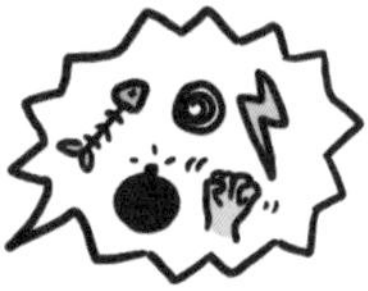

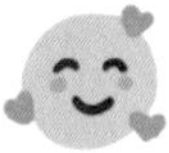

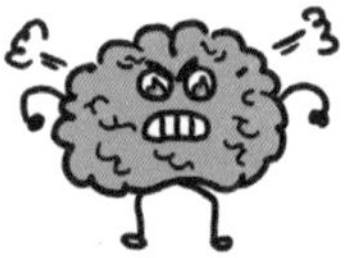

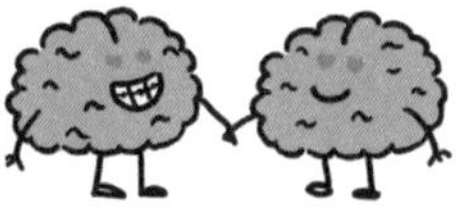

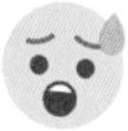

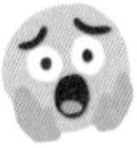

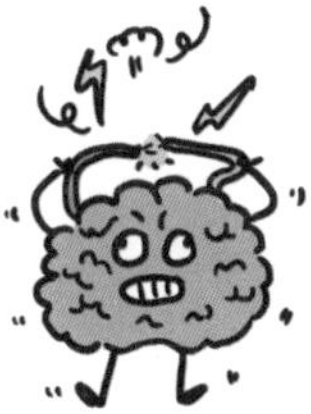

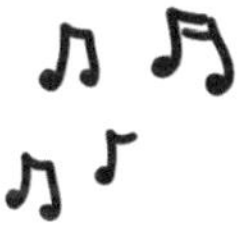

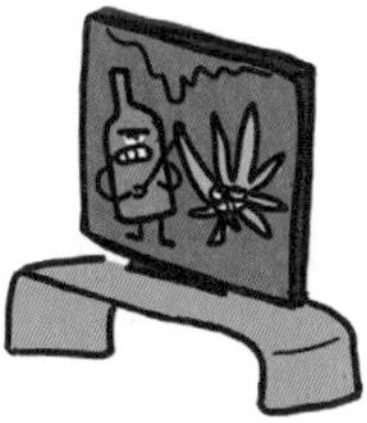

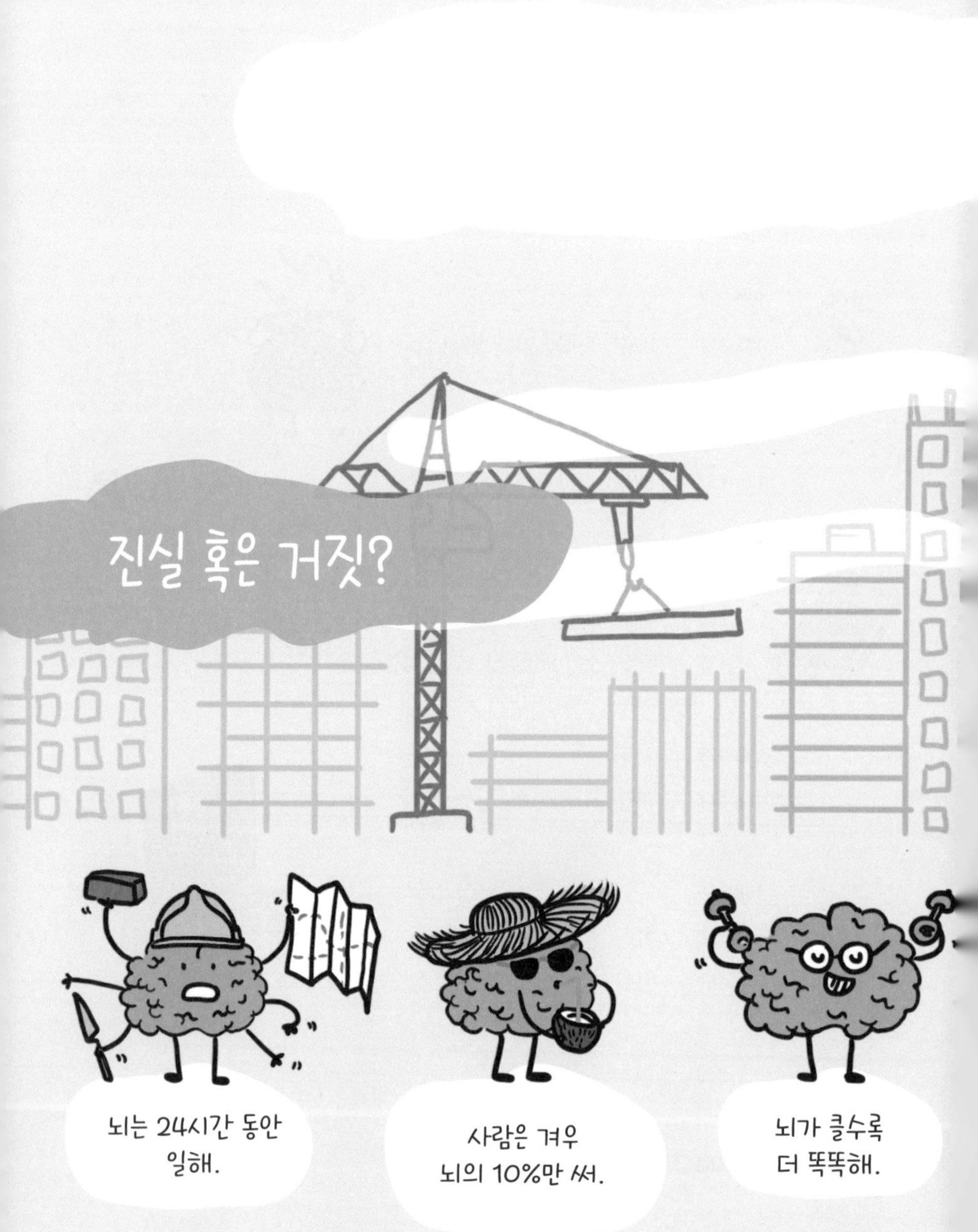
진실 혹은 거짓?
뇌는 24시간 동안 일해.
사람은 겨우 뇌의 10%만 써.
뇌가 클수록 더 똑똑해.

나의 뇌 :
뇌는 어떻게 굴러갈까?

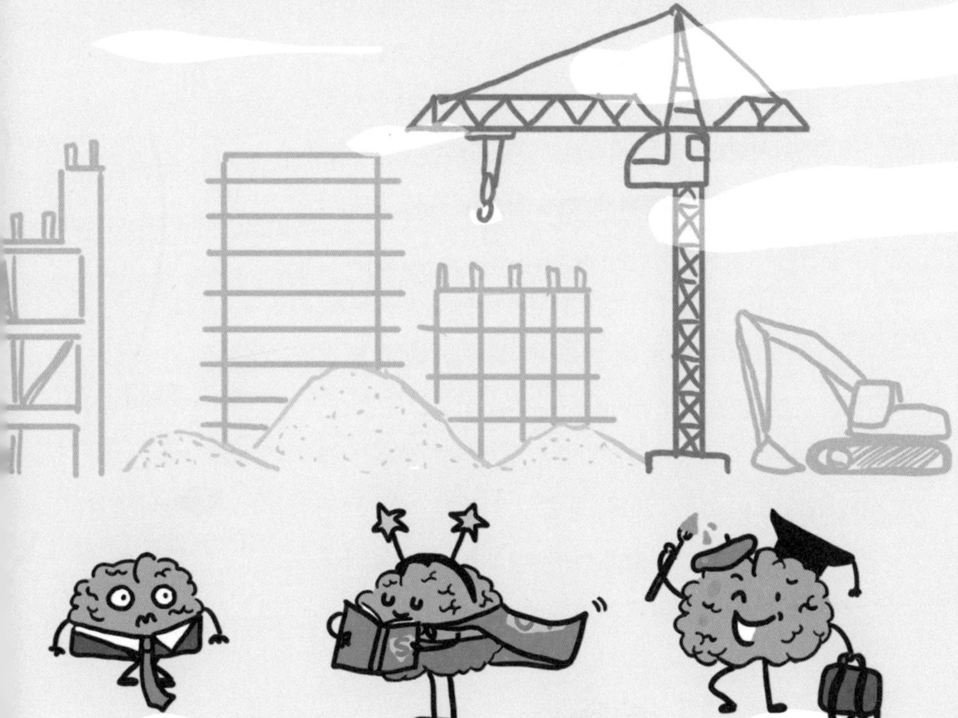

어른이 되면 뇌는
성장을 멈춰.

공부를 하면
뇌도 똑똑해져.

좌뇌형이면 수학을 잘하고,
우뇌형이면 예술에 소질이 있어.

18-19쪽에서 답을 확인해 봐!

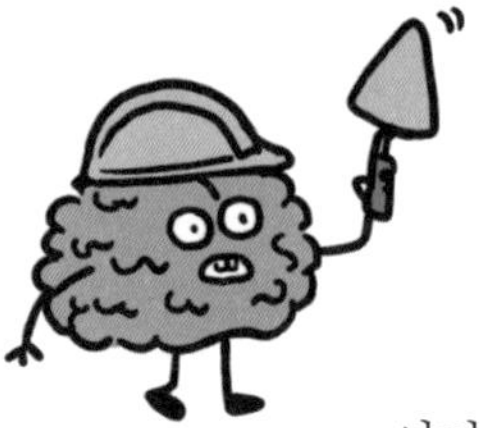

이렇게 힘든 일이!

뇌를 위에서 보면 좌뇌와 우뇌 두 부분으로 나뉘어 있어.

여기까지 들으면 왠지 다 아는 얘기인 거 같지? 하지만 그게 다가 아니야. 우리 몸과 뇌는 서로 방향을 교차해서 정보를 주고받아. 그래서 우뇌는 왼쪽 몸의 움직임과 감각(더위, 추위, 고통…)을 처리해. 반대로 좌뇌는 몸 오른쪽을 관리하지. 오른발을 내딛을 때 통증이 느껴졌다면 그 통증은 가장 먼저 좌뇌로 전달될 거야! 시각도 마찬가지야. 오른쪽 눈으로 보는 것들은 좌뇌가, 왼쪽 눈으로 보는 건 우뇌가 처리해.

그렇지만 이런 정보들은 좌뇌와 우뇌 둘 다에서 엄청 빠르게 처리해야 해. 그래야 몸의 움직임을 조절할 수 있고, 눈앞에 펼쳐지는 장면을 이해할 수 있어. **뇌량**이 이 역할을 하지. 뇌량은 엄청나게 많은 신경 섬유가 모여 있는 커다란 밧줄 같은 거야. 뇌량 덕분에 좌뇌와 우뇌는 몇십 밀리초(ms)* 만에 정보를 아주 빠르게 공유할 수 있는 거야.

위에서 본 모습

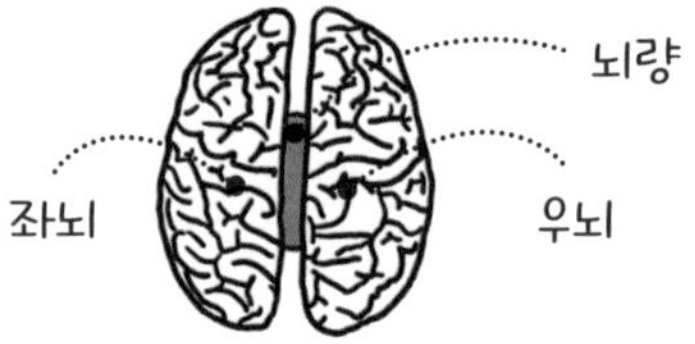

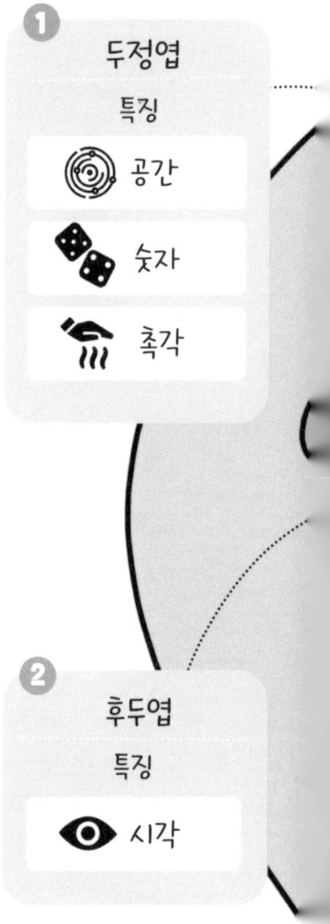
1
두정엽
특징
공간
숫자
촉각
2
후두엽
특징
시각

* 밀리초(ms) : 1,000분의 1초, 0.001초

좌뇌와 우뇌는 각각 **여섯** 구역으로 나뉘어 있어.
이 구역들을 **엽**이라고 해.

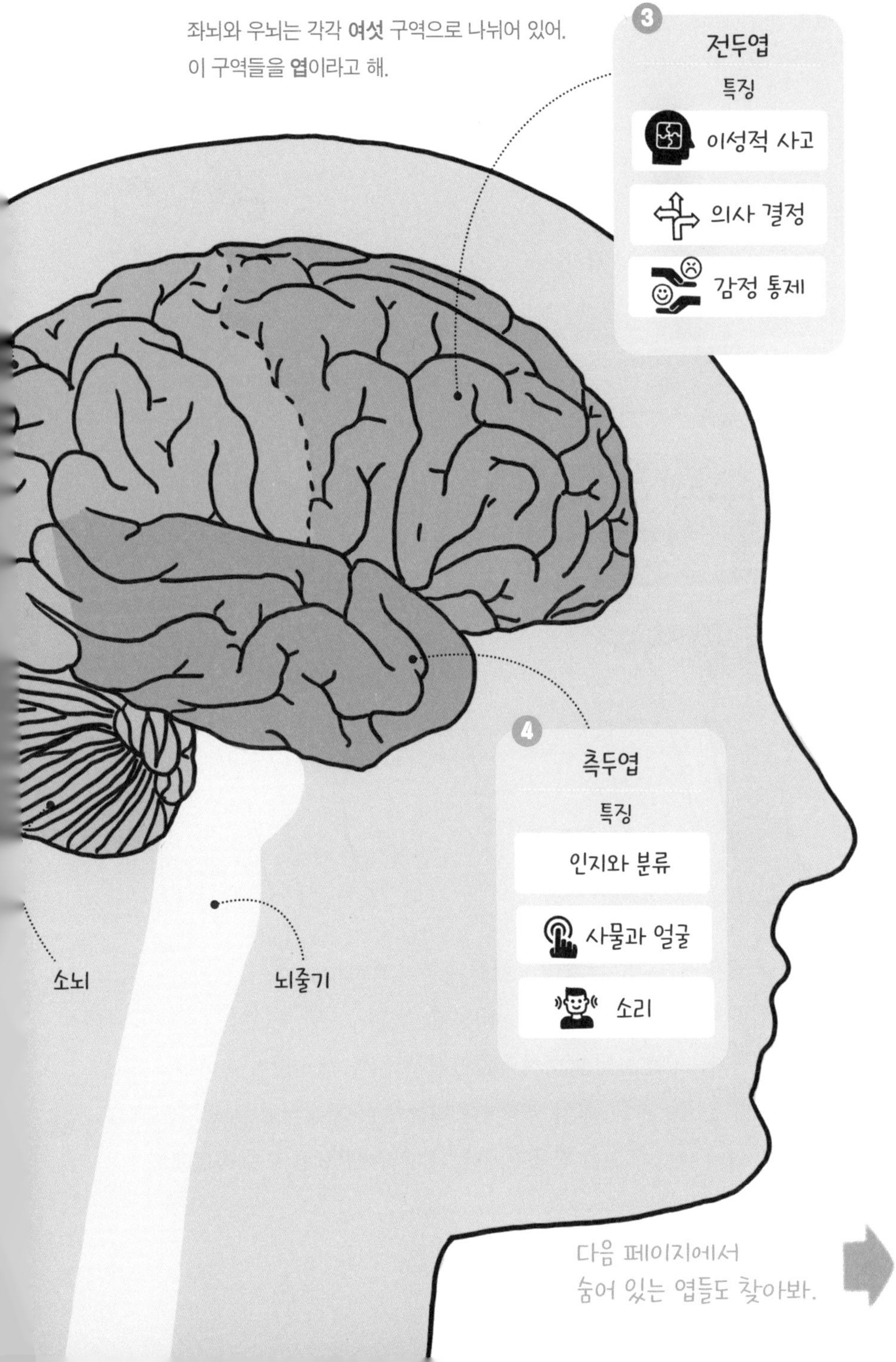

다음 페이지에서
숨어 있는 엽들도 찾아봐.

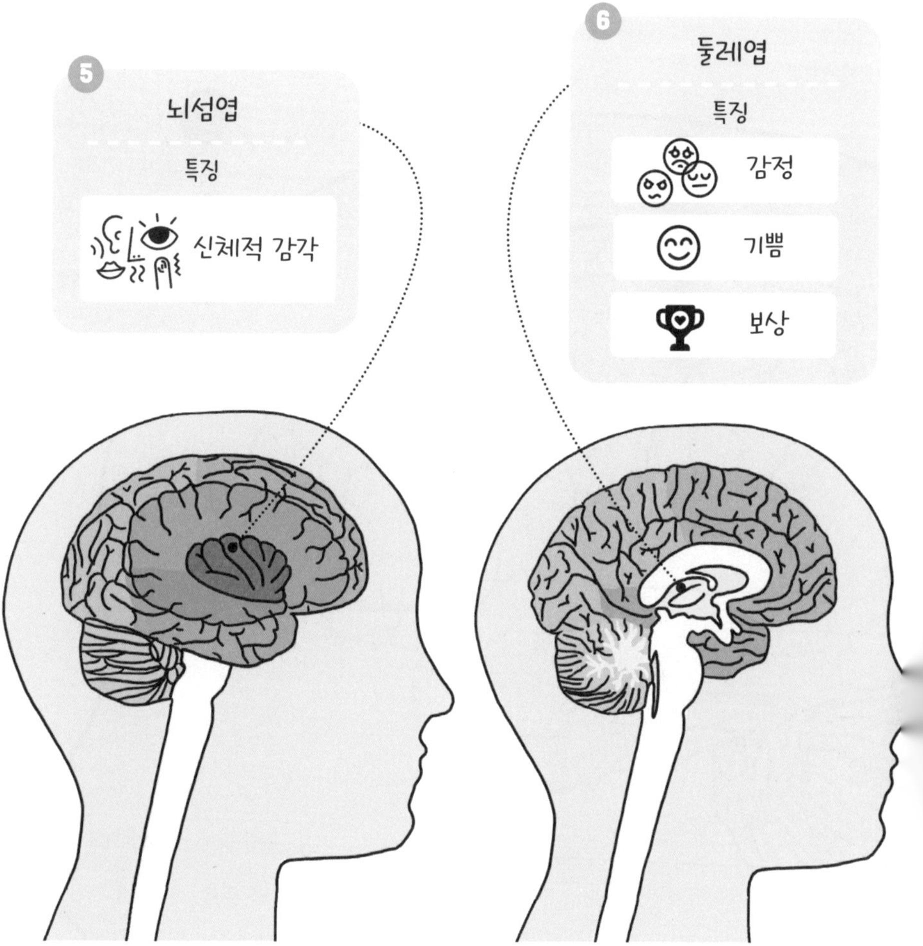

왜 뇌가 매끈하지 않고 호두처럼 주름이 잡혀 있는 건지 그 까닭이 알고 싶겠지? 엄마 배 속에 있을 때부터 뇌에 주름이 생겨. 주름이 왜, 그리고 어떻게 생기는지는 아직 밝혀지지 않았어. 확실한 건 사람마다 뇌 주름 생김새가 다르다는 거야. 마치 사람마다 지문이 다른 것처럼. 사람마다 좌뇌, 우뇌, 엽이 여섯 개 있는 건 똑같지만, **뇌 생김새만큼은 모두 특별해!**

작지만 듬직한 뇌에게는 시간이 필요해!

뇌는 배아가 되고 19일째부터 발달하기 시작해. (배아는 엄마 배 속에서 아기가 생기는 가장 처음 단계야. 크기가 1mm 미만일 때지.)

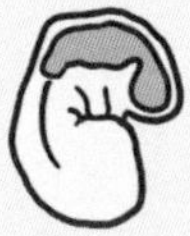

배아

뇌는 세포층 한 개로 이뤄진 작은 관처럼 생겼어.
이 세포들이 아주 빠르게 분열하고 늘어나면서
몇 달만 지나면 세포 수십억 개로 이뤄진 뇌가 돼.

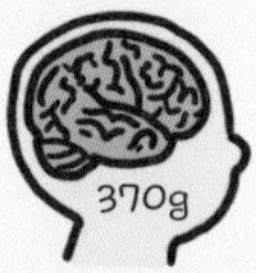

신생아

아직도 뇌는 다 큰 게 아니야!

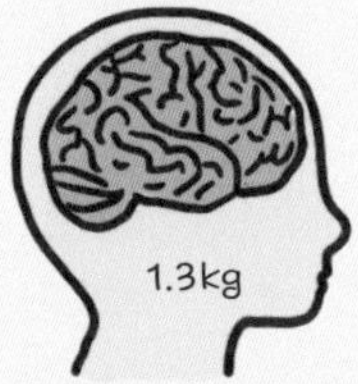

다섯 살

뇌 무게가 거의 성인과 비슷해졌어. 뉴런과 시냅스가
연결된 수를 보면, 문자 그대로 폭발적으로 성장한 거지.
뉴런과 시냅스의 연결점은 90% 이상
태어난 뒤에 생겨난 거야.

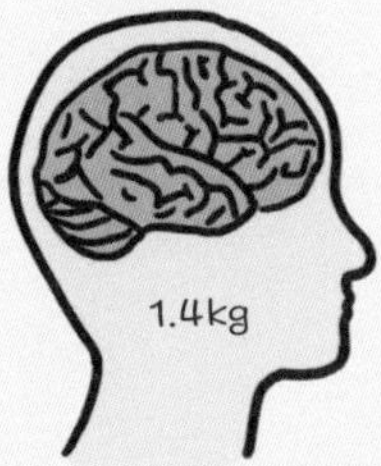

어른

뇌는 스무 살, 심지어는 스물다섯 살까지
계속 성장해.

사람은 태어난 뒤에 두개골 크기가 4.3배 늘어나.

(침팬지는 1.6배밖에 안 커지는데 말이야.)

인터넷보다 강하다고!

뇌는 860억~1조 개쯤 되는 세포, 뉴런과 이 뉴런들끼리 연결된 것 1조 개로 이뤄져 있어. **우리 머릿속에는 인터넷보다 훨씬 복잡한 네트워크가 있는 거지!**

뉴런은 축삭을 따라 이동해. 전기 신호(신경 임펄스) 형태로 뇌 속을 돌아다니는 정보를 보내고 받는데, 최고 시속 **360km**까지 이르지. 이 전기 신호는 한 뉴런에서 다른 뉴런으로 이동하기 위해 두 뉴런 사이에 **신경전달물질**을 내뿜어. 바로 이 작은 분자들이 1ms도 안 되는 시간 만에 다음 뉴런에 달라붙어. 그리고 전류를 흘려보내지.

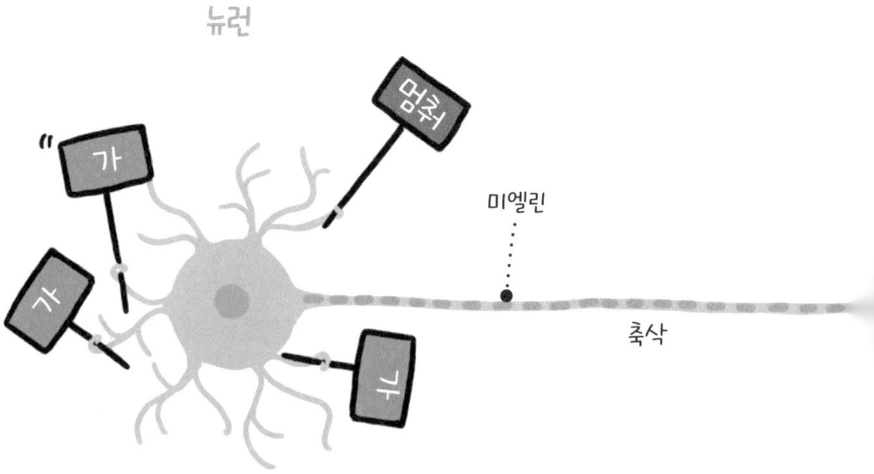

어떤 신경전달물질은 동시에 엄청나게 많은 뉴런에 퍼지기도 해. 전기 활동을 늘리거나 줄이기 위해서야.

이런 방법으로 뇌는 언제 일어나고, 언제 잠이 드는지를 조절할 수 있어. 뉴런들은 매 순간 연결된 뉴런들이 보내는 신호를 받아들여. 이 신호 가운데는 정보를 계속 순환시켜도 된다는 신호도 있고(**계속 가**), 정보를 멈춰야 한다는 신호도 있지(**멈춰**).

'가'라는 신호가 '멈춰'라는 신호보다 많으면 전기 신호는 가던 길을 계속 가. 반대 상황에서는 신호가 멈추지.

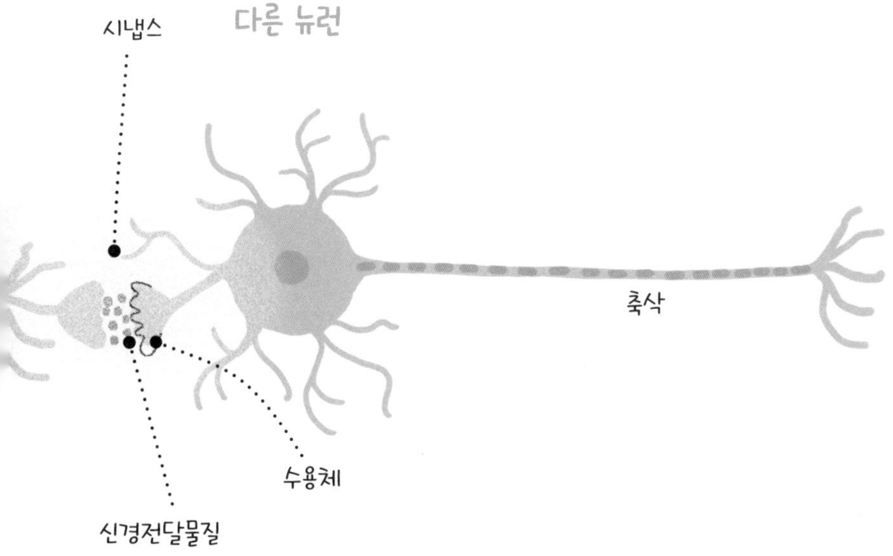

엄청난 방어

뉴런들이 잘 작동하려면 **신경교세포**가 필요해. 신경교세포는 뉴런을 보호하고, 뉴런에 산소와 영양분을 가져다주고, 노폐물(독소)을 제거해 주는 역할을 해. 뇌 연구자들 사이에서 신경교세포의 수와 역할에 대한 논쟁은 아직 끝나지 않았어. 어떤 연구자들은 신경교세포 수가 뉴런만큼이라고 하고, 또 어떤 연구자들은 신경교세포 수가 뉴런보다 1만 배 더 많다고 주장해. 또 다른 연구자들은 심지어 사람이 생각하고, 결정을 내리고, 성찰하는 데 신경교세포가 뉴런만큼이나 중요한 역할을 한다고 하지.

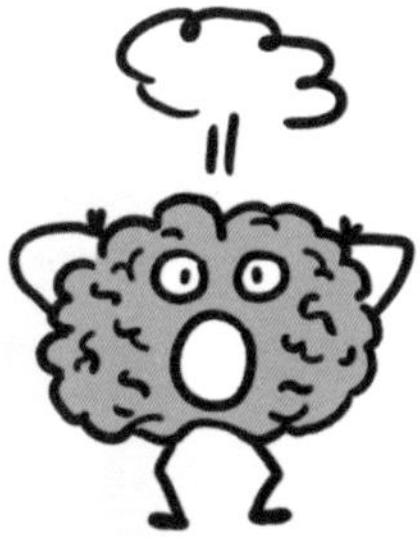

장난 아닌데!

사람의 뇌는 발달 과정에서
새로운 세포를 1분에
25만 개 넘게
만들어 내기도 해!

뇌는 유연해!

우리가 무언가를 배울 때면 뇌도 함께 바뀌어. 어떤 구역에 있는 시냅스를, 또 심지어는 새로운 뉴런을 만들어 내거나 없애거든! 그 덕분에 평생 동안 **새로운 지식과 능력을 배울 수 있는 거야.** (물론 어릴수록 새로운 걸 배우기가 더 쉬워. 뇌가 훨씬 쉽게 바뀌거든.)

과학자들은 청소년들이 곡예를 하는 법을 배울 때, 후두엽에 있는 일부 구역이 커진다는 사실을 밝혀냈어. 특히 시야에 들어오는 여러 물체의 움직임을 따라가는 능력과 관련 있는 뇌의 구역 말이야.

마찬가지로, 읽는 법을 배울 때는 좌뇌의 일부 구역이 글자와 단어를 알아보는 데 특화돼. 그와 함께 이 구역과 언어를 담당하는 구역 사이가 더 탄탄하게 연결되지. 덕분에 예전에도, 또 지금도 우리가 말의 소리와 글자 쓰는 방법을 연관 지을 수 있는 거야.

우리가 무언가를 배울 수 있도록 해 주는 다양한 메커니즘을 **뇌의 가소성**이라고 해.

뇌를 바꾸는 건 네 몫이야!

뇌를 둘러싼 루머를 파헤치자 :

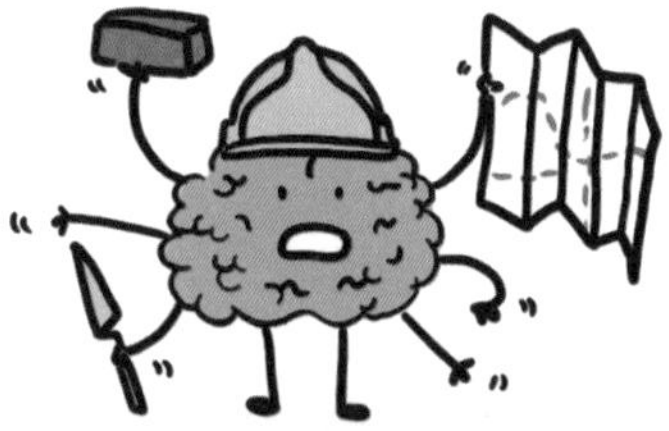

뇌는 24시간 일을 해.

진짜야! 청소년들에게 MRI (뇌의 무의식적인 활동을 측정하는 장치)에 누워서 눈을 감고 아무 생각도 하지 말라고 한 다음 뇌에서 무슨 일이 일어나는지 관찰하는 실험을 했어. 그런데 놀랍게도 아무 일도 하지 않았는데도, 뇌의 여러 영역을 연결하는 네트워크가 활동을 하는 걸 관찰할 수 있었어. 이 네트워크를 '디폴트 모드 네트워크'라고 해. 이 실험에서 우리가 잘 때 하루 동안에 썼던 모든 영역들이 활성화된다는 사실도 알아냈지. 그러니까 우리 뇌는 끊임없이 작동하는 셈이야.

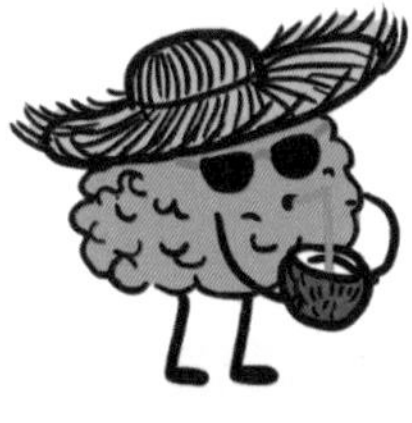

우리는 뇌의 겨우 10%만 쓰고 있어.

가짜야! 아주 널리 퍼져 있는 루머지. 과학자들은 아주 오랫동안 뇌의 각 영역이 고유한 활동을 전문적으로 담당한다고 생각했어. 그렇지만 오늘날에는 전혀 다른 사실이 밝혀졌지. 아주 단순한 것부터 복잡한 것에 이르기까지 모든 정신적인 활동에는 뇌의 여러 영역에 퍼져 있는 뉴런 네트워크가 필요하다는 사실이 말이야.

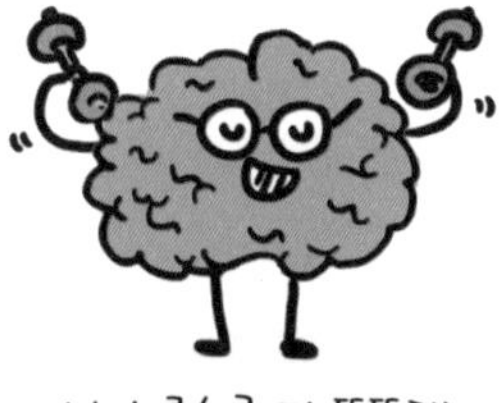

뇌가 클수록 더 똑똑해.

가짜야! 만약 이 말이 진짜라면 고래랑 코끼리가 사람보다 훨씬 더 똑똑하겠지? 고래의 뇌는 7.8kg 이고, 코끼리의 뇌는 4.8kg인 반면에, 인간의 뇌는 겨우 1.4kg이니까. 중요한 건 바로 몸과 뇌의 비율이야. 이 비율로 따져 본다면 사람이야말로 챔피언이지!

진짜야, 가짜야?

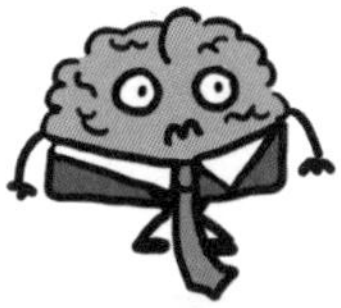

어른이 되면
뇌는 성장을 멈춰.

가짜야! 대개 18세쯤이면 어른이 되고 그때는 사춘기도 이미 지났겠지만, 우리 뇌는 20세~25세까지 계속 재조직돼! 이 시기 뇌는 아주 가소성이 높아. 그래서 우리가 무얼 배우는지, 또 환경이 어떻게 바뀌는지에 따라서 빠르게 모습을 바꿀 수가 있어.

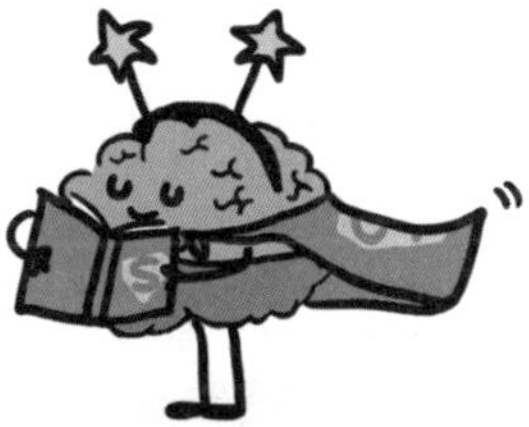

공부를 하면
우리 뇌도 바뀌어.

진짜야! 이게 바로 뇌가 지닌 힘이야. 완전히 굳어지는 건 하나도 없어. 심지어 학습하는 과정에서 몇몇 신경섬유 주변에 있던 미엘린이 형태를 바꾸며 정보를 더 빨리, 또는 더 느리게 전달한다고 밝혀졌어. 학교에서, 집에서, 심지어는 휴대폰으로 무엇을 배우더라도, 우리 뇌는 바뀌는 거야. 그러니까 수학이나 스포츠를 못 한다고 해서 스스로를 탓할 필요가 없다니까! 의지를 품고 끈기 있게 노력하면 나아질 수 있어. 뇌는 언제든지 모습을 바꿀 수 있으니 말이야.

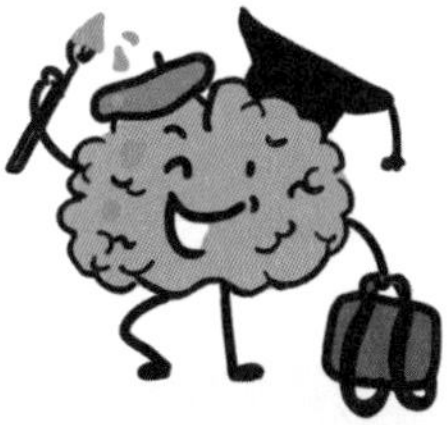

좌뇌형이면 수학을 잘하고,
우뇌형이면 예술에 소질이 있어.

가짜야! 오랫동안 사람들은 좌뇌가 이성적인 사고를 담당하고, 우뇌가 직관과 감정을 담당한다고 생각했어. 그렇게나 간단한 일이었다면 진즉에 알려졌겠지! 우리의 적성은 수많은 요인에 따라 결정돼. 그러니까 적성은 우뇌와 좌뇌에 있는 수많은 영역에서 일어나는 활동에 영향을 받아 만들어지는 거야.

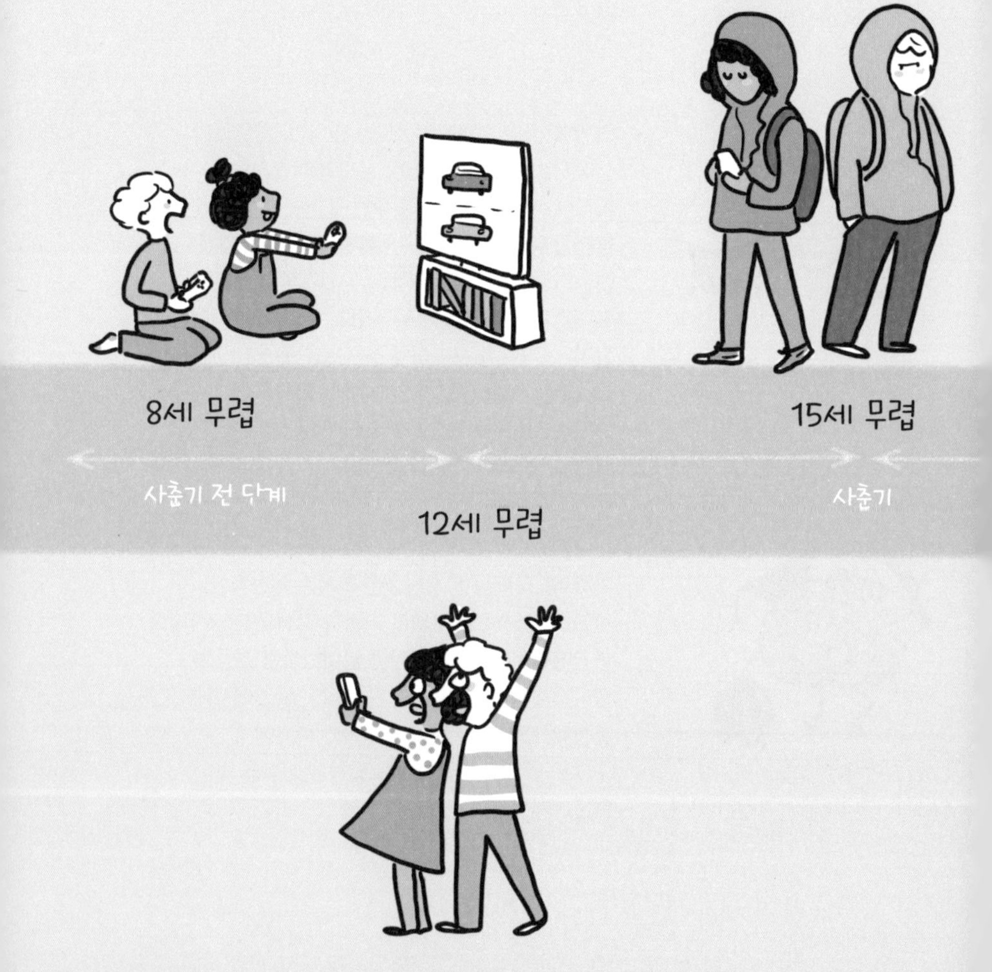
8세 무렵
15세 무렵
사춘기 전 단계
사춘기
12세 무렵

몸도 바뀌고,
뇌도 바뀌고!

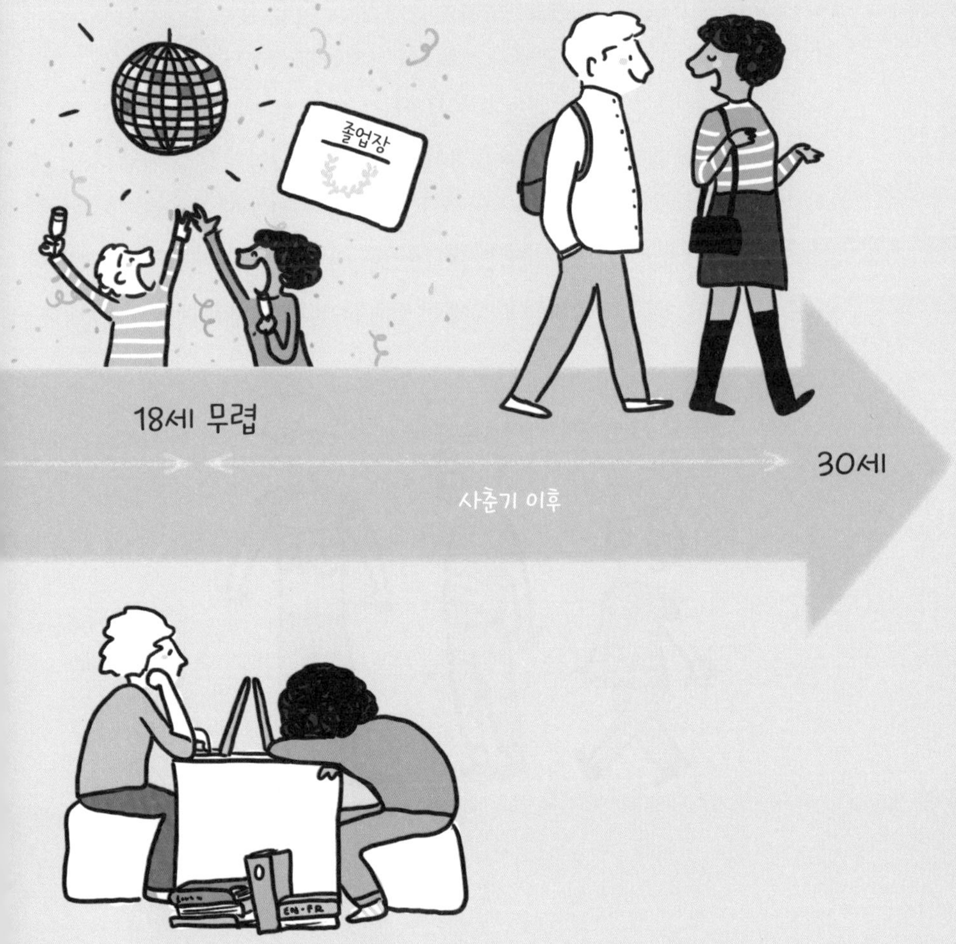

청소년기란 뭘까?

청소년기는 아동기와 성인기 사이에 있는 시기야. 사춘기가 시작되면 청소년기에 들어선 것이라고 보는데, 정확히 언제 청소년기가 끝나는지는 전문가들도 서로 의견이 달라.

일부 전문가들은 사춘기가 끝나갈 무렵에 청소년기도 끝난다고 해. 여자아이라면 16세, 남자아이는 18세 즈음이지. 또 다른 전문가들은 뇌가 성장을 멈출 때 청소년기도 끝난다고 해. 이 시기는 조금 더 늦게 20세~25세쯤이야. 또 다른 견해는 청소년기가 시작하는 건 몸의 변화로 금방 알아챌 수 있지만, 언제 끝나는지는 자율적이고 독립적인 개인의 능력에 달려 있다고 봐. 서구 사회에서는 청소년기가 특히 길어. 하지만 산업화되지 않은 사회나 심지어 일부 동물한테서도 청소년기가 나타나. 어쨌든 청소년기는 몸과 뇌, 행동, 생각하는 방식에 큰 변화를 일으키는 때야.

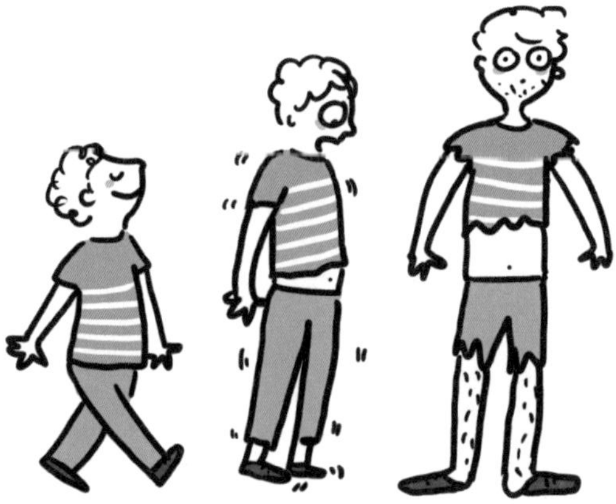

몸의 변화

그럼 사춘기는 뭘까?

청소년기에는 호르몬이 '폭증한다'고 얘기하는 걸 분명 들어 본 적 있을 거야. 맞는 말이야! 사춘기의 특징은 화학적인 반응이 많이 일어난다는 거야. 호르몬은 몸의 변화처럼 눈에 보이는 발달에도 영향을 끼치지만, 뇌가 발달하는 데도 영향을 끼쳐. 호르몬은 혈액 속에 분비되는 화학적인 분자야. 우리 몸의 여러 부분에 영향을 끼치지. **청소년기에는 뇌가 통제하는 세 가지 주요 호르몬이 변화를 일으켜.**

첫 번째 변화는 성기가 발달하면서 재생산을 할 수 있는 능력이 생겨. 두 번째는 2차 성징(가슴과 근육이 발달하고, 목소리가 바뀌고, 털이 나고…)이 나타나. 마지막으로 키와 몸무게가 큰 폭으로 성장해. 그러니까 청소년기에 분비되는 호르몬 덕분에 성장이 정점에 이르고, 재생산 능력을 갖추고, 2차 성징을 하게 되는 거야.

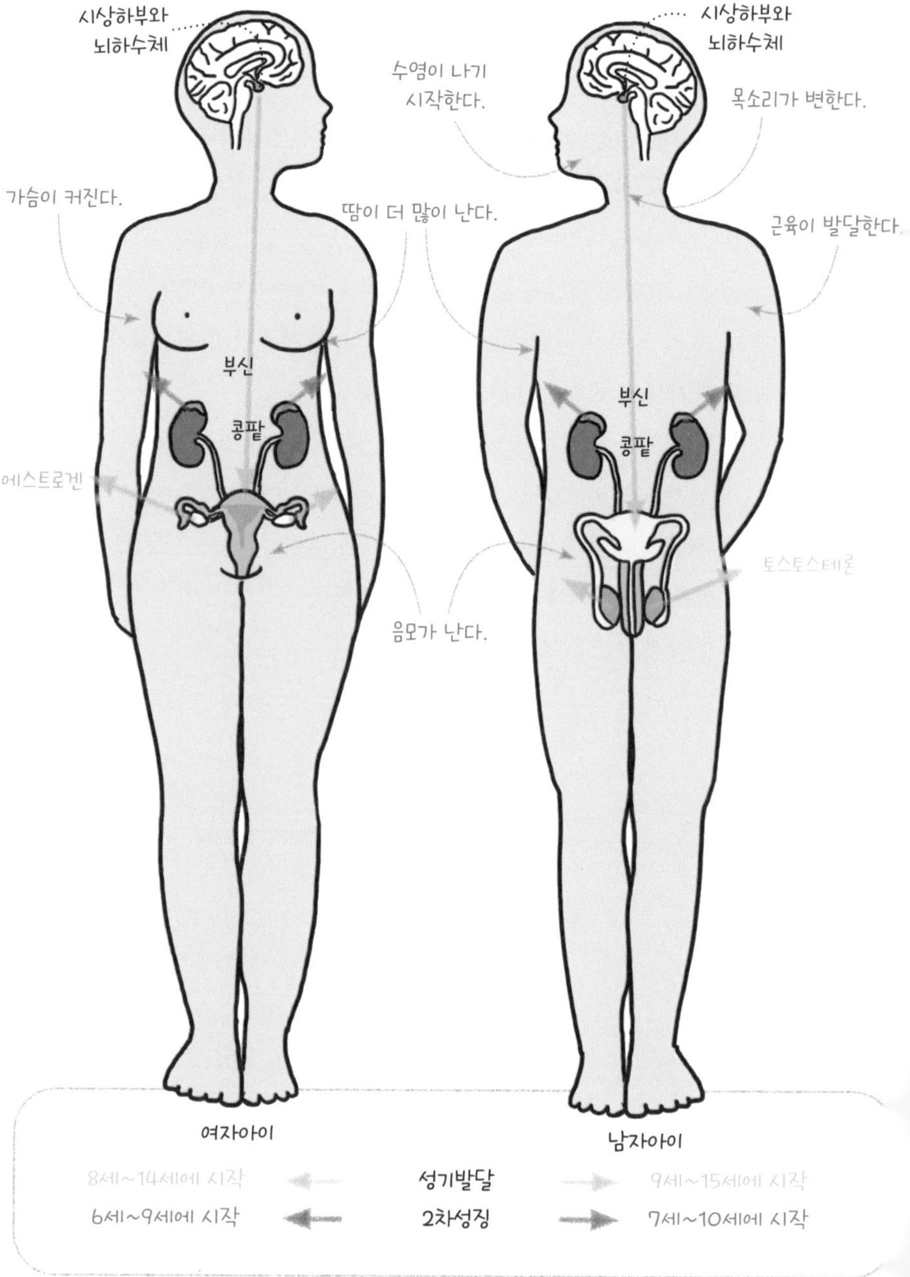
시상하부와
뇌하수체
가슴이 커진다.
땀이 더 많이 난다.
부신
콩팥
에스트로겐
음모가 난다.
시상하부와
뇌하수체
수염이 나기
시작한다.
목소리가 변한다.
근육이 발달한다.
부신
콩팥
토스토스테론
여자아이
남자아이
8세~14세에 시작
성기발달
9세~15세에 시작
6세~9세에 시작
2차성징
7세~10세에 시작

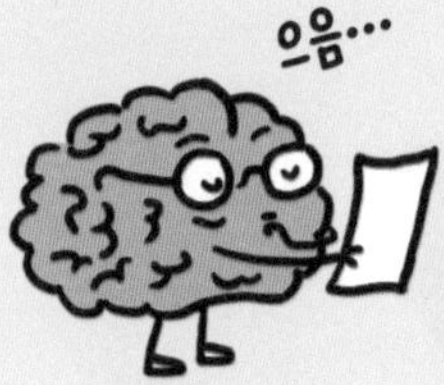

실험실로!

우리 뇌는 후두엽에서 전두엽으로, 그리고 또 전전두엽피질 영역으로 이어지며 **파도를 타듯이 뇌가 성장해.** 전전두엽피질은 충동과 감정을 통제해. 전두엽에서도 가장 앞에 있는 영역들은 감정과 다른 사람들의 생각을 이해하는 일을 담당해. 이 부분은 청소년기 내내 계속 성장해.

성장을 한다고 해서 뇌가 점점 커진다는 뜻은 아니야. 뉴런들끼리 점점 더 많이 연결되는 게 아니지. 오히려 정반대의 일이 벌어져. 몇몇 뉴런들 사이에서는 연결이 끊어지기도 하거든. 이렇게 연결을 끊는 일을 시냅스 가지치기라고 하는데, 덕분에 뇌는 정보를 더 효율적으로 다루게 돼.

뇌 안에 있는 바로 이 영역에서 신경섬유는 스무 살이 될 때까지 끊임없이 지방층을 감싸 나가. 이 지방층을 미엘린이라고 해. 그러면 신경임펄스를 훨씬 더 빠르게 전달할 수가 있거든.

그렇다면 청소년기의 뇌는 어떨까?

청소년기 내내 뇌는 계속 재조직을 해. 그리고 20세~25세 사이에 완전히 성숙한 형태로 자리를 잡지. 여자아이 뇌는 남자아이 뇌보다 일찍 청소년기에 접어들어. 여자아이들이 사춘기가 더 일찍 시작하기 때문이야. 여자아이들은 10세~12세에, 남자아이들은 12세~14세에 사춘기가 시작돼.

여자아이의 뇌와 남자아이의 뇌는 크기가 달라. 실제로 남자아이의 뇌

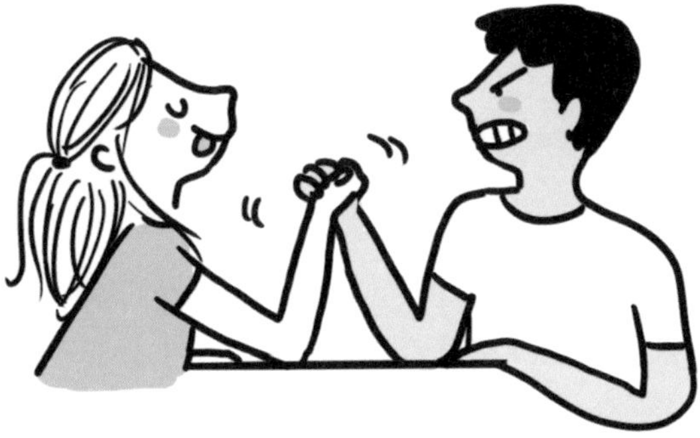

가 여자아이의 뇌보다 큰 편이야. 아무리 여자아이와 남자아이의 몸집이 다르다는 사실을 감안하더라도 말이지. **그렇지만 주의해야 해. 뇌가 크다고 해서 남자아이들이 여자아이들보다 더 똑똑하다는 뜻은 아니니까!** 고래와 코끼리의 뇌는 인간보다 훨씬 더 크다는 사실을 잊어서는 안 돼.

차이가 벌어졌어!

뇌에 있는 여러 영역들은 발달 속도가 저마다 달라. 그러다 보니 성장 과정에서 소소한 격차가 생기기도 해. **바로 이런 작은 격차 때문에 조금 유별나게 청소년기를 겪게 될 수도 있어.**

이를테면, 둘레엽은 감정과 관련된 일을 하고, 전두엽은 감정을 통제하거든. 그런데 둘레엽이 전두엽보다 더 빠르게 성장해. 그러면 보상과 쾌감에는 더 예민하게 반응하고, 감정은 덜 통제하게 되지.

바로 이런 점 때문에 부모님이 메신저 좀 그만 하라거나 인스타그램

(Instagram) 좀 그만 들여다보라고 하면 그걸 참을 수가 없는 거야. 부모님이나 아직 어린 동생들과 견주어 보면, 청소년기에는 둘레엽의 영향을 훨씬 강하게 받거든. 그래서 어떤 청소년들은 위험천만한 행동을 하기도 해.(술 담배를 하거나, 피임을 하지 않고 성관계를 맺거나, 위험한 게임을 하는 것처럼.) 청소년기가 끝나 가면 뇌에 있는 몇몇 영역들 사이의 연결 방식이 바뀌어. 그러면 전두엽이 둘레엽에서 한 발짝 독립해서 자율적으로 작동할 수가 있지. 그러면 **감정이나 위험한 행동을 더 잘 조절할 수 있게 돼.**

뇌를 돌봐 주자

청소년기의 뇌는 아주 가소성이 높은 상태야. 그래서 빠르게 탈바꿈하면서 네가 무언가 배우는 걸 도울 수 있어. 그렇지만 한편으로는 살아가는 환경에 더 민감하게 반응하고, 또 어른에 비해서 특정한 요소에 더 취약하기도 해. 이런 민감성 때문에 포르노그래피나 폭력적인 콘텐츠에 노출되면 청소년은 어른들보다도 훨씬 더 강한 영향을 받는 거야. 또, 부모님보다는 친구들의 선택에 더 크게 좌지우지되는 까닭도 바로 이 때문이고. 더불어 청소년기의 뇌는 어른들보다 술, 대마, 담배, 암페타민, 엑스터시에 훨씬 더 취약하니까 조심해야 해. 잘못하면 돌이킬 수 없는 결과를 얻게 될 수도 있어. 그렇지만 꼭 기억해 둬. 청소년기의 뇌는 유해 환경에 취약하기도 하지만, 동시에 **놀라운 학습 능력**을 가지고 있다는 사실을!

이 끝내주는 녀석은 누굴까?

사춘기에는 몸과 뇌가 모두 바뀌어. 그게 당연한 거야!
여자아이든 남자아이든 모두 거치는 과정이지! 그럼 너는 어디쯤일까?

여자아이용 질문

요즘에 키가 커졌니?

- ● 물론이지! 이건 시작일 뿐이야….
- ▲ 부모님께 옷을 새로 사 달라고 할 만큼은 아니야.
- ★ 아니, 그렇지만 키가 작아야 귀엽다고!

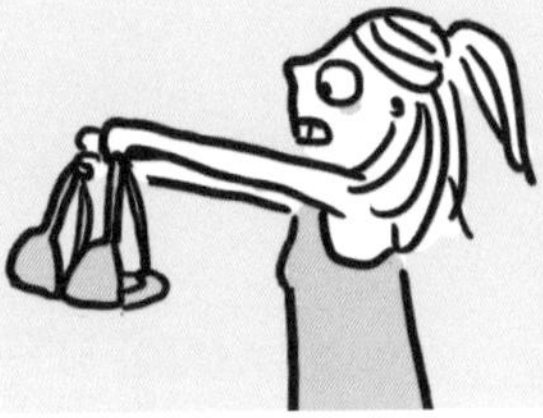

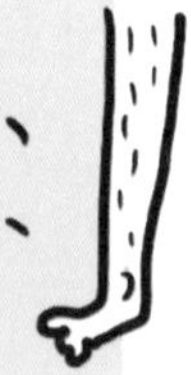

몸에 새로 나오는 털은 어때?

- ● 딱히 새롭다고 할 건 아니야. 오래전부터 있었는걸.
- ▲ 완전 가늘고 부드러워.
- ★ 뭐가 새로 난다고?

가슴이랑은 좀 친해졌니?

- ● 가슴이 커져서 뿌듯해.
- ▲ 가슴이 커지기는 했지만, 나 혼자만 알 정도야.
- ★ 나는 가슴이 없는 편인데, 이게 마음에 들어!

여드름하고는 벌써 인사했니?

- ● 당연하지! 진즉에 이마에 자리를 잡아서는 영 떠날 기미가 없는걸.
- ▲ 몇 개 생기기는 했지만, 그렇게 신경 쓰이지는 않아.
- ★ 피부가 아기처럼 매끄러워.

생리는 시작했어?

- ● 그럼. 규칙적으로 하고 있지.
- ▲ 초경은 했는데, 그 뒤로는… 좀 들쑥날쑥해.
- ★ 아니, 아직… 얼른 했으면 좋겠어!

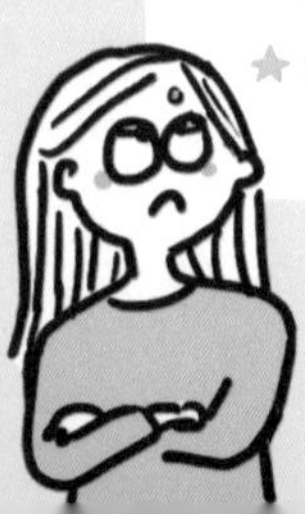

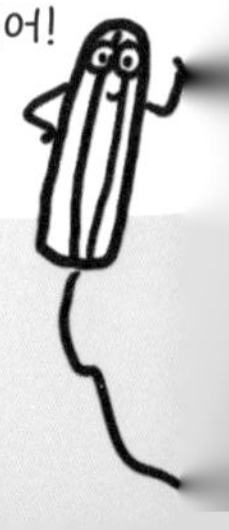

남자아이용 질문

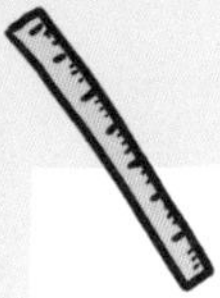

요즘에 키가 커졌니?

● 하룻밤에 15센티미터가 자랐다니까. 엄마도 못 알아볼 정도야!

▲ 조금… 농구할 때 좋아.

★ 아직은 안 컸어. 작은 고추가 맵다는 건 완전 내 얘기야.

몸에 새로 나오는 털은 어때?

● 살려 주세요! 꼭 늑대인간인 것만 같다니까.

▲ 멋있지만 아직은 좀 얌전해.

★ 내 털은… 아무래도 게으른가 봐.

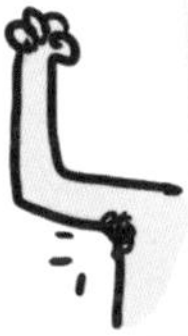

여드름하고는 벌써 인사했니?

● 아, 그럼! 피부과 선생님도 보고 왔지.

▲ 조금 나기는 했지만, 잘 길들였어. (적어도 지금은 말이야.)

★ 아니, 운이 좋지! 계속 이랬으면 좋겠어.

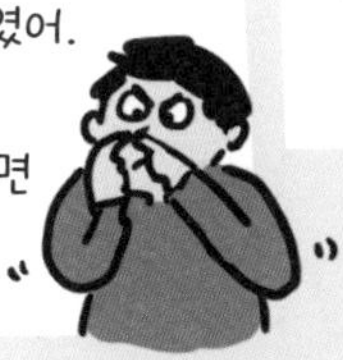

목소리는 굵어졌니?

● 이미 낮은 목소리가 멋지게 난다고. 어쩌다 목소리가 갈라질 때 빼고는 말이야!

▲ 그때그때 달라. 입을 열 때마다 놀란다니까.

★ 아니, 여름방학 동안에는 바뀌었으면 좋겠다고 기도해.

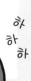

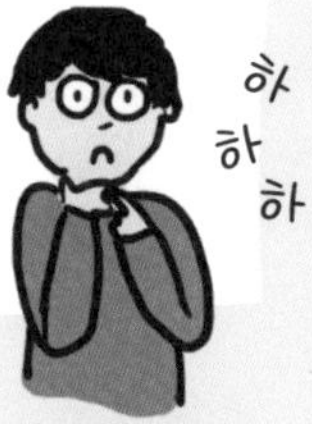

수염은 났어?

● 아빠 면도기를 빌리는 데 이르렀지.

▲ 아니, 그렇지만 막 돋아나는 콧수염이 자랑스러워.

★ 피부가 완전 매끄럽다고 여자아이들이 감탄해.

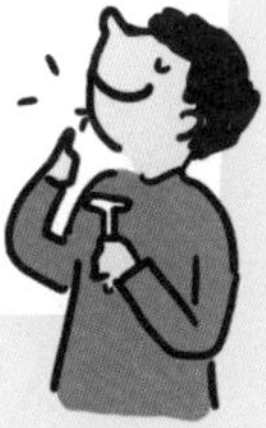

●가 가장 많은 경우

벌써 길을 제법 왔는걸! 청소년기 동안 몸이 바뀌어 가는 걸 보며 뿌듯할 거야.

▲가 가장 많은 경우

크나큰 모험을 시작한 단계야. 사춘기의 첫 신호들이 드러나고 있겠지. 이 시기를 차분히 보내 보자.

★가 가장 많은 경우

마음을 느긋하게 먹어. 걱정 마, 저마다 리듬이 다른 거니까. 사춘기는 멀리 있지 않아!

사춘기의 어떤 단계에 와 있는지에 따라 뇌의 나이를 짐작해 볼 수 있어. 실제 나이랑은 크게 상관이 없어!

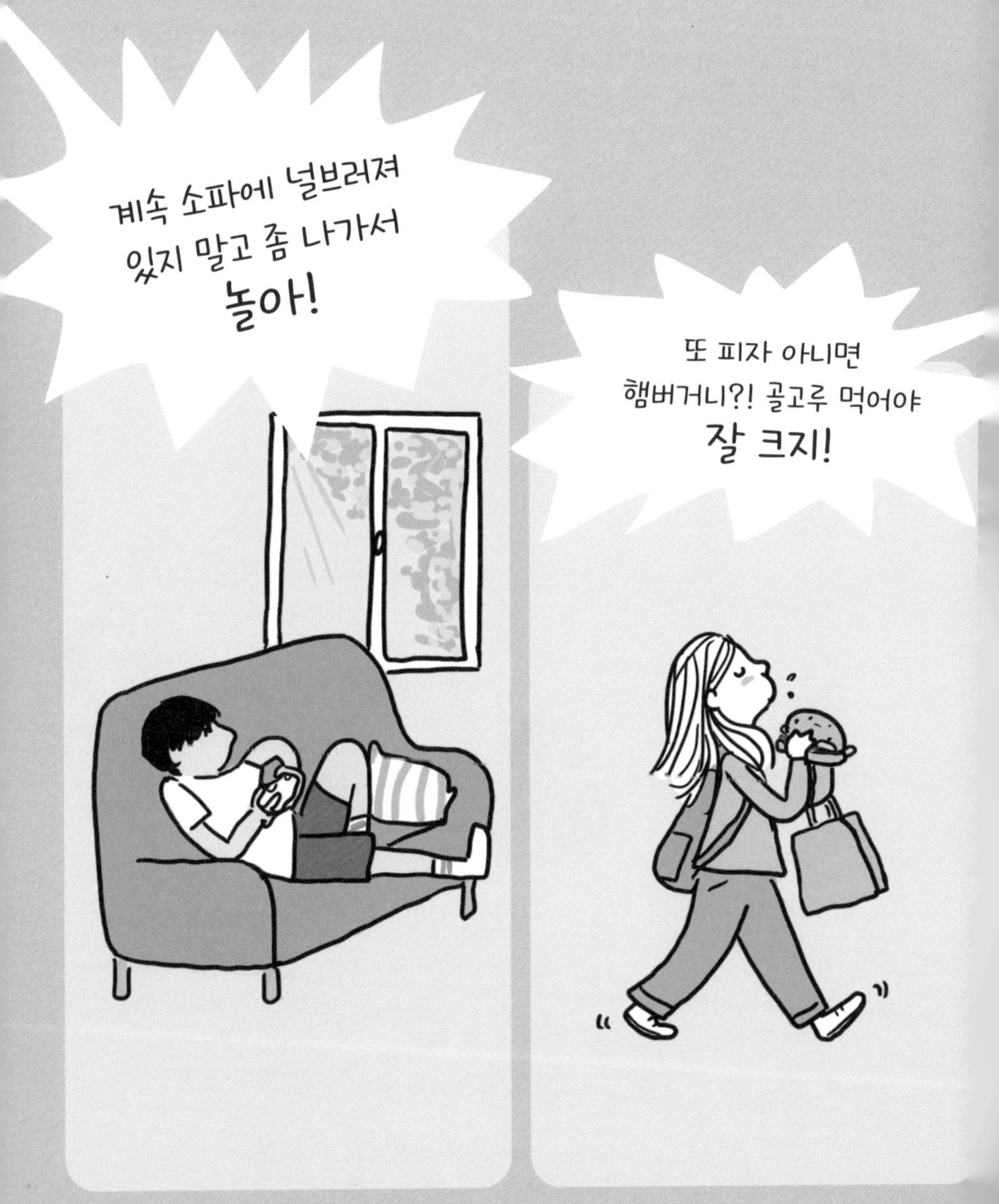
계속 소파에 널브러져
있지 말고 좀 나가서
놀아!
또 피자 아니면
햄버거니?! 골고루 먹어야
잘 크지!

정말 지긋지긋해…

그렇지만 엄빠 말이 맞을 때도 있지!

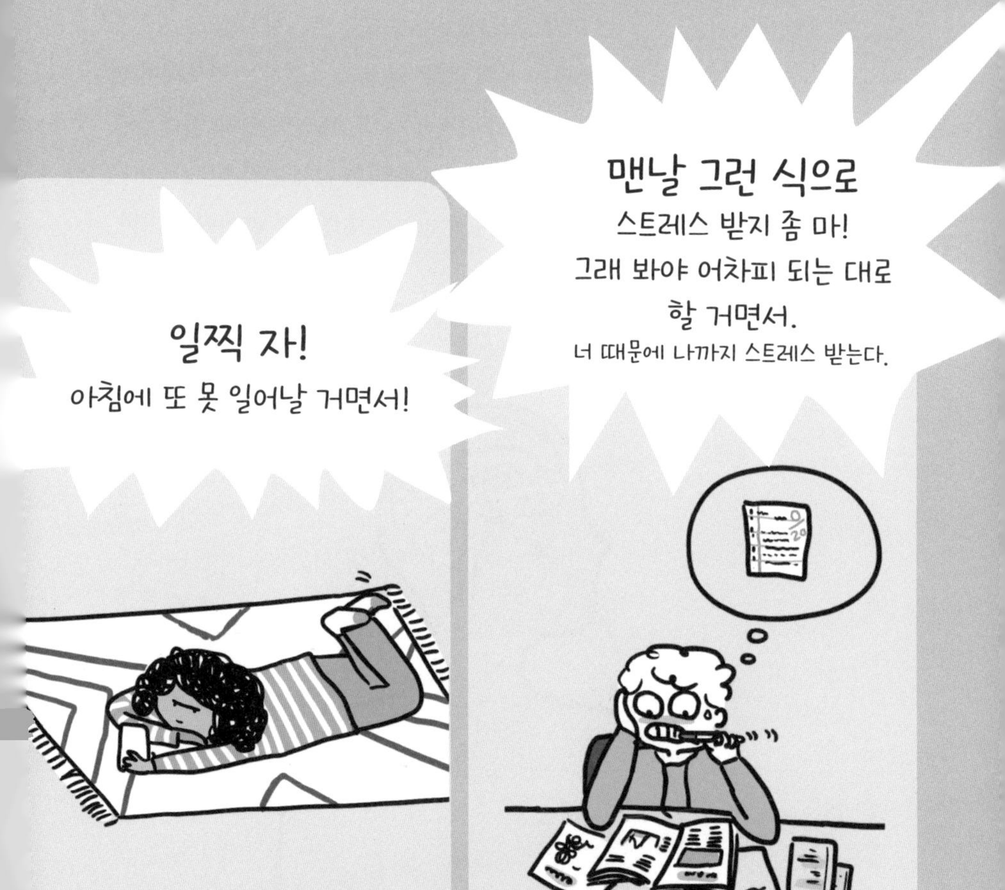
일찍 자!
아침에 또 못 일어날 거면서!
맨날 그런 식으로
스트레스 받지 좀 마!
그래 봐야 어차피 되는 대로
할 거면서.
너 때문에 나까지 스트레스 받는다.

자, 스트레스를 관리해 보자!

뇌의 성장은 DNA 속에 들어 있는 유전자 2만 개 가운데 일부에 좌지우지되기도 하지만, 우리가 살아가는 환경에 달려 있기도 해. 스트레스르 많이 받는 환경이거나 또 반대일 수도 있지. 실제로 항상 스트레스를 받는 청소년들은 학습하는 데 중요한 역할을 맡은 몇몇 뉴런 네트워크의 성장이 더뎌지기도 해. 이런 만성 스트레스는 통제를 받거나 스포츠 경기를 할 때 느끼는 급성 스트레스와는 전혀 달라. **급성 스트레스는 기껏해야 몇 시간 동안만 이어지지.** 그리고 짜증이라든가 화, 또는 약간의 불안함을 일으키는 게 다야. 급성 스트레스는 긴장이 풀리면 금세 사라져.

하루하루 시간이 흘러가도 계속 느껴지는 스트레스는 만성적인 거야.

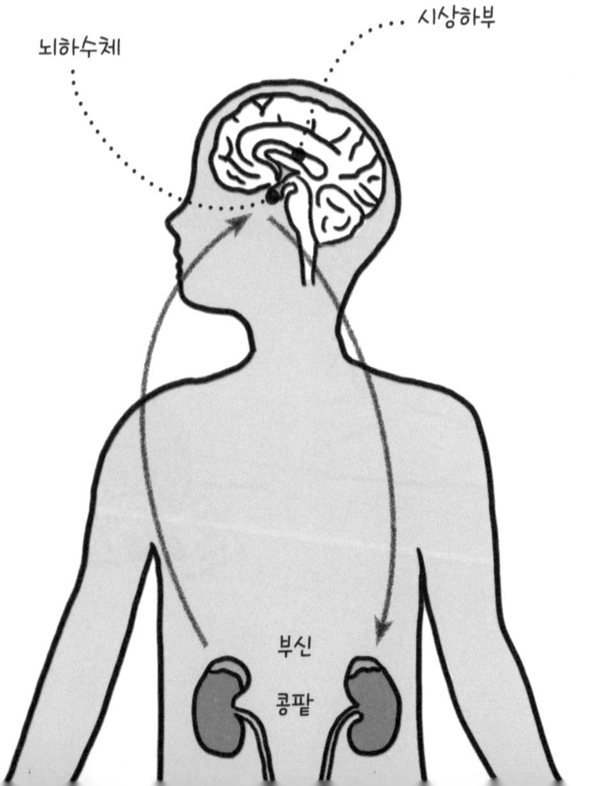

몇 달이나 몇 해 동안 겪는 스트레스지. 그러면 신체적으로나(고혈압이라든가 심혈관계 질환) 심리적으로나(우울, 불안) 영향을 끼치게 돼. 그리고 환경이 바뀌는 데 적응하기가 어려워진다든가, 급성 스트레스를 관리하기가 힘들어져.

만성 스트레스의 영향을 받으면 뇌하수체는 아세틸콜린을 분비해. 아세틸콜린은 일종의 신경전달물질이지. 아세틸콜린은 등 아래쪽에 자리잡은 콩팥에 달린 부신에 영향을 끼쳐. 혈액 속으로 코르티솔이 분비되고, 이 코르티솔은 뇌에 있는 일부 뉴런의 수용체에 달라붙어서 기능을 바꿔. 또 뇌에서 언어(전두엽과 측두엽), 기억력(해마), 감정적 반응(편도체), 논리적 규칙 학습(전두엽)을 담당하는 영역이 성장하는 데도 영향을 끼치지.

이런 메커니즘을 통해서 스트레스는 뇌가 성장하고 작동하는 데에 영향을 주는 거야. 최근에는 급성이건 만성이건 간에, 스트레스는 뇌에 좋지 않다는 게 밝혀졌어. 그래서 공부를 잘하는 건 물론이고 잘 지내려면 스트레스를 관리하는 법을 익히는 게 중요해. 이를테면 **스트레스를 받는다 싶으면 심호흡을 한다든가 하는 식으로 말이야.**

잠을 많이 잘수록 생각도 잘 떠올라!

청소년기에는 수면도 바뀌어. 생활에 따라 변화가 일어나지. 청소년들은 스크린을 보는 시간도 점점 늘어나고, 숙제도 더 많아지고, 학교가 끝나고도 늦게까지 여러 활동을 하고, 수업이 끝난 뒤에 친구들과 시간을 더 많이 보내지. 또한 몸의 변화 때문에 수면 리듬도 바뀌어. 어린아이들보다 수면 주기가 두 시간 이상 더 늦춰지지. 그래서 **청소년기에는 늦게 자**

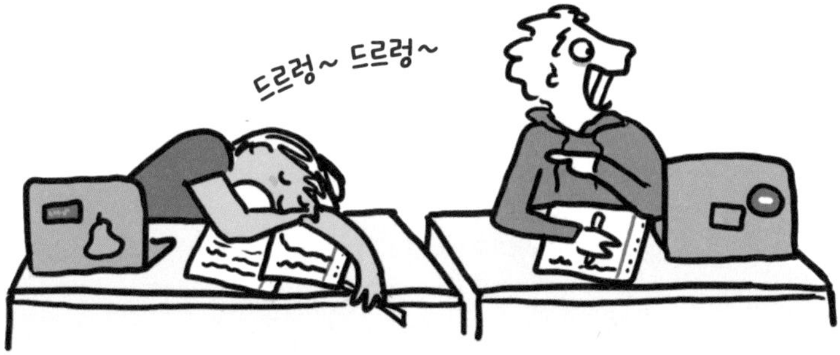

고, 또 늦게 일어나고 싶어지는 거야.

사춘기에 접어들면 뇌 안에 있는 시계가 바뀌면서 밤에 멜라토닌이 더 천천히 분비돼. 멜라토닌은 일어나고 잠드는 사이클을 관장하는 호르몬이야. 그래서 청소년기에는 어린아이였을 때보다 자야겠다는 욕구를 덜 느끼게 돼. 그래서 잠드는 시간이 점점 늦어지지. 그렇지만 **청소년기에는 하루에 9시간 이상 자야 뇌가 잘 발달할 수 있어.** 그런데 늦게 자고도 일찍 일어나서 학교에 가야 하니까, 우리가 살면서 잠이 가장 모자르는 때라고 할 수 있지.

청소년기에 잠이 모자라면 해마 크기가 작아져. 해마는 우리가 받아들인 정보를 몇 해, 심지어는 평생 동안 저장하는 역할을 하는 뇌의 조직이야. 잠이 모자라면 정보를 기억하고, 충동과 위험한 행동을 자제하고, 감정과 스트레스를 다스리고, 특히나 무언가를 배우는 능력에 영향을 끼쳐.

우리가 잘 때, 꿈을 꾸는 상태를 역설 수면이라고 해. 이때 수면 파장이 느려지지. 그러면 그동안에 우리 뇌는 기억해 둬야 할 정보와 잊어버려도 되는 정보를 분류해. 뇌가 불필요한 정보로 가득 차지 않게 하기 위해 꼭 필요한 일이지. 이를테면 지하철에서 우연히 마주친 사람이 입고 있던 스웨터 색 같은 거 말이야! 또 우리가 새로운 것을 배울 때 뇌가 재구성되고 바뀔 수 있도록 해 주는 뇌의 가소성을 위해서도 잠은 중요해. 그러니까 잠을 충분히 자도록 신경을 써야 하지.

좀 더 일찍 잠자리에 들도록 노력해 봐!

그렇게 폭식하지 마!

균형 잡힌 식사를 하는 건 청소년기 뇌를 건강하게 하는 비결이야. 모든 영양분, 특히 뇌가 작동하는 데는 단백질, 당류, 다양한 불포화 지방, 철분, 구리, 아연, 요오드, 엽산, 비타민A, 비타민B_6, 비타민B_{12}가 중요해. 이 영양소 가운데 몇 가지라도 오랫동안 부족해지면 전두엽, 편도체,(감정과 보상반응과 관련이 있어.) 해마처럼 뇌에 있는 일부 영역들이 성장하는 게 더뎌질 거야.

예를 들어, 청소년기에 철분이 부족하면 해마에 있는 세포의 증식이나 신경전달물질의 양이 줄어들어. 그러면 기억력에 영향을 끼치지. 또 철분

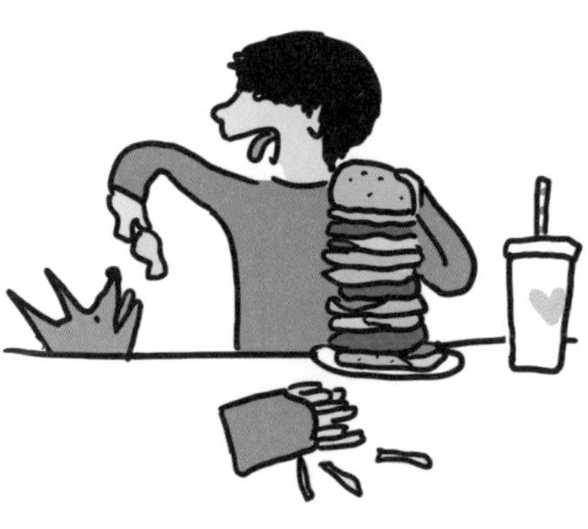

이 부족하면 도파민 수치에 변화를 줘. 도파민은 동기를 부여하는 데 영향을 끼치는 신경전달물질이야. 도파민 수치가 떨어지면 의욕이 낮아질 수 있어. 어떤 일을 이루었을 때 주어지는 보상의 기쁨을 남들처럼 강하게 느끼지 못하기 때문이야.

철분, 비타민, 섬유질이 부족해지는 걸 막으려면 해결책은 딱 하나야. 항상 골고루 먹어야 해. 앞서 살펴본 것처럼, **청소년기의 몸과 뇌에 꼭 필요한 일이니까.**

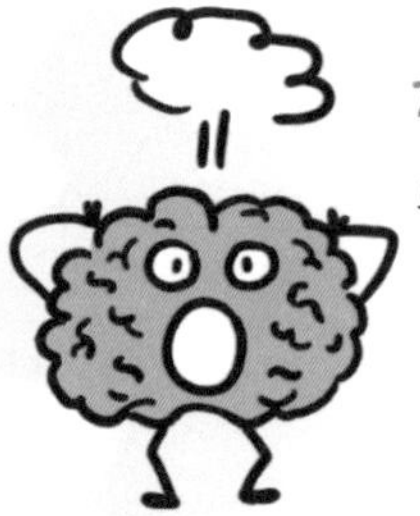
장난 아닌데!
우리 뇌는 영양분을 많이 먹는 대식가야.
사람 몸무게에서 고작 2% 정도를
차지하지만, 몸에서 만들어지는
에너지의 20% 정도를 뇌에서 쓰거든.

움직여 봐, 뇌가 너를 이끌어 줄 거야

신체 활동 역시도 뇌를 건강하게 유지하는 데 중요한 역할을 해. 규칙적으로 신체 활동을 하는 청소년은 그렇지 않은 청소년과 견주어서 체력이 좋을 뿐 아니라 기억력과 학습 능력도 더 좋아. 신체 활동이 청소년의 뇌에 끼치는 영향을 연구한 결과에 따르면, 뇌의 특정 영역, 특히 사고와 충동을 통제하는 전두엽에 영향을 끼친다는 사실을 알 수 있어. 신체 활동이 뇌의 가소성과 관련된 메커니즘에 좋은 영향을 끼친다는 걸 동물 실험을 통해 알아내기도 했어. 이 말은 신체 활동을 통해 새로운 신체적 능력뿐 아니라 지적 능력도 향상시킬 수 있다는 거지. 바로 이 때문에 신체 활동이 공부에 도움이 된다는 거야.

그러니까 잘 기억해 둬. 뇌가 잘 성장하게 하려면, 스트레스는 줄이고, 잠을 더 자고, 음식을 골고루 먹고, 꾸준히 운동을 하라는 얘기야.

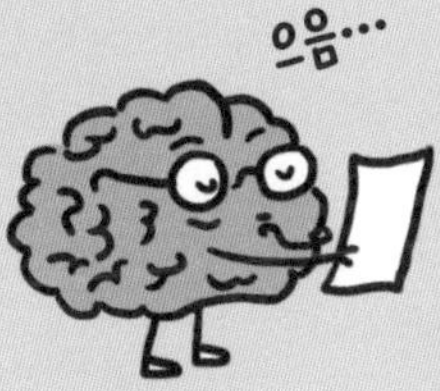

실험실로!

연구에 따르면, 어린이와 청소년이 자라는 환경이 뇌 발달에 영향을 끼친다고 해. **열악한 환경에서** 자란 아이의 뇌와, 운 좋게 좋은 환경에서 자란 아이의 뇌가 서로 다르다는 거지. 아기가 4개월이 되었을 때부터 차이가 나타난다니까! 만약에 학교 공부를 따라가기 어려워하는 아이가 있다면, 그게 꼭 그 아이들이 열심히 안 하기 때문만은 아닐 수도 있어. 어쩌면 그 아이들의 **뇌가 무언가를 배우려면 좀 더 힘이 들기 때문일 거야.**

스트레스, 수면 부족, 영양 부족, 불규칙한 신체 활동 때문에 **뇌 발달 과정에서 이런 차이**가 만들어져. 이런 요인들은 열악한 환경에서 사는 어린이와 청소년의 가정에서 흔히 나타나지. 이런 아이들이 어떻게 하면 학교생활을 잘하고 삶을 잘 살아갈 수 있을지 도와줄 방법을 찾기 위해 뇌 연구자들도 노력하고 있어.

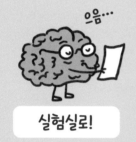

내 수면 유형은?

자제심이 넘쳐나는 여느 청소년과 마찬가지로, 너도 밤늦게까지 나가서 놀고, 수다를 떨고, 마음에 드는 일에 몰두하는 걸 좋아할 거야. 뭐, 내키는 대로 사는 거지! 그런데 그러려면 시간을 쓸 수밖에 없으니 잠을 줄여야 할 때도 많겠지. 자, 이제 네 수면 유형을 알아보자!

네 수면을 어떻게 설명할 수 있을까?

▲ 콕 집어 말하기가 어려워. 변덕스럽달까?

★ 너무 짧긴 하지만… 괜찮은 편이야.

● 한결같고 편안해.

밤에 잠들기 전에 무슨 생각을 해?

▲ 엄마랑 싸웠던 거, 끝내야 하는 역사 숙제, 그리고…. 헉! 아침에 먹을 시리얼이 다 떨어졌잖아!

★ 내일 해야 할 일들 목록을 만들어. 완전 차분하지. (아닐 수도 있지만.)

● 아무 생각 안 해. 차분함과 고요함을 만끽하면서 이불 속으로 들어가면…. 쿨쿨쿨쿨쿨쿨.

잠들기 전에 뭐 해?

▲ 지금 잘 때가 아니야. 인스타그램 포스팅도 해야 하고, 톡으로 수다도 떨어야 하고, 마인크래프트도 한 판 해야 한다고.

★ 휴대폰으로 편안한 음악을 들어…. 잠깐, 웃긴 고양이 동영상 하나만 더 보고.

● 휴대폰을 비행기 모드로 바꾸고 나머지 일들은 잊어버려.

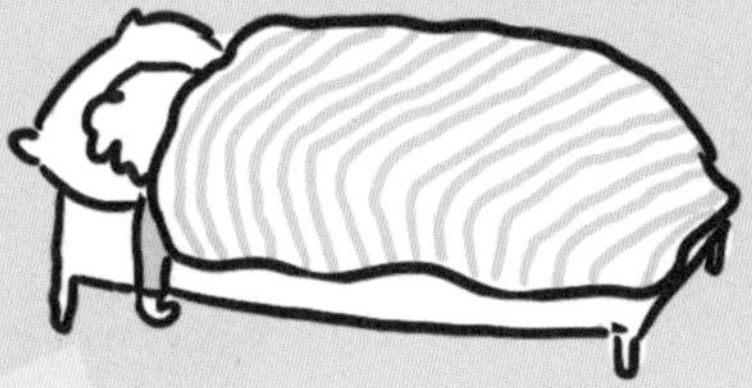

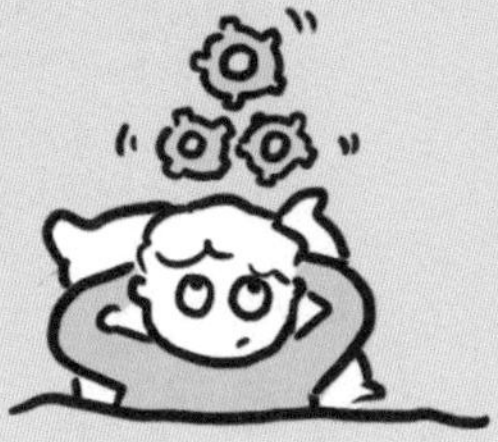

쪽지시험 전날 밤에 잠을 자는 건 어디에 도움이 될까?

▲ 아무 소용이 없어. 시험 전날인데 공부하며 날밤을 새야지!

★ 내일 신나게 놀 수 있게 컨디션을 유지해 주지.

● 배웠던 내용을 복습하고, 하루 종일 평정심을 유지할 수 있어.

잠에 빠져드는 건 어떤 때야?

▲ 약간 아무 데서나 아무렇게나 잠이 들어. 특히 수학 시간이면 너무 졸려. 희한하다니까….

★ 텔레비전 보다가 잠들 때가 많아. 엄마 아빠가 항상 날 깨워 줘야 한다니까!

● 내 침대에서지. 세상에서 제일 좋은 곳이랄까.

▲가 가장 많은 경우

너는 야행성이야. 밤에 생활하는 걸 좋아하지. 수면이 규칙적이지 않아서, 잠을 충분히 못 자고 있어. 조심해. 뇌는 충분한 잠이 필요해.

★가 가장 많은 경우

너는 산만한 수면 유형이야. 오늘은 일찍 잠들어 보겠다고 날마다 다짐하지만, 저녁이 되면 여기저기에 정신을 빼앗기지. 자는 시간을 정해서 지키려고 노력해 보고, 휴대폰은 좀 꺼 둬!

●가 가장 많은 경우

너는 수면의 달인이야. 잠을 정말 신성하게 여기는구나! 잠이야말로 너에게 에너지, 창의력, 삶의 즐거움을 안겨 주는 원천이니까. 게다가 너는 잠자는 걸 즐거워해!

나는 스트레스를 많이 받고 있을까?

학교와 집에서 받는 압박감,
다른 사람들과 잘 지내야 한다는 부담감….
압력솥처럼 터지기 일보 직전이야!
너는 어떨 때 스트레스를 느끼니?

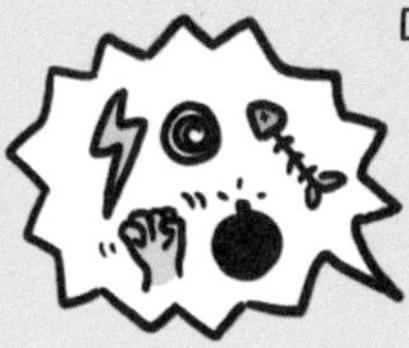

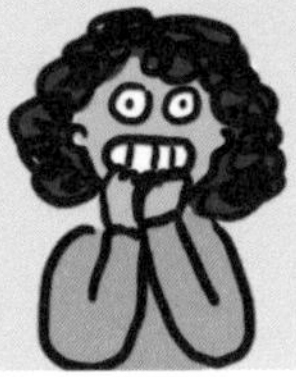

부모님이 머리 염색을 못 하게 해!

▲ 별일 아니야. 부모님이 내 스타일을 전혀 이해하지 못하더라도 할 수 없지!

★ 신경이 쓰이긴 하지만, 그렇다고 딱히 좌절하지는 않아.

● 더 이상 다른 일은 생각할 여유가 없어. 부모님한테 계속 방어적으로 굴게 돼.

학교 복도에서 다른 사람들 시선이 느껴져.

▲ 딱히 다른 생각은 안 들어. 아, 저기 내 친구들이네!

★ 잠깐 시선이 느껴질 수는 있지만, 그래 봐야 아주 잠깐뿐이야.

● 부담스러워. 내 머리 스타일이 엉망이어서 그러나?

진로를 생각할 때면…

▲ 나한테 딱 알맞은 선택을 할 자신이 있어.

★ 스트레스를 받기는 하지만, 아무튼 계획을 떠올려 보기는 해.

● 완전 스트레스 받아서 생각하는 것조차 싫어…. 그 바람에 스트레스만 더 커진다니까!

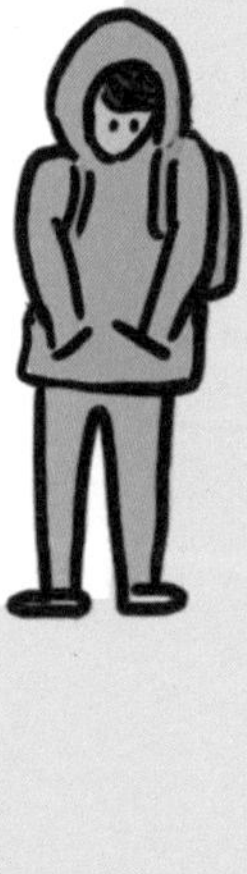

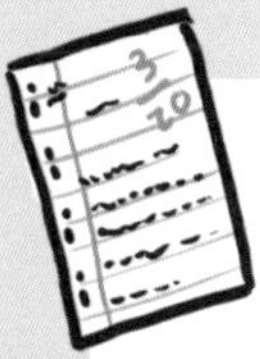

선생님들이 점수를 높이려면
더 열심히 공부해야 한다고 계속 얘기해.

▲ 뭐, 그래, 이미 잘 알고 있다고.
별로 새로운 얘기도 아니지.

★ 얘기를 들을 때마다 화가 치밀어 올라.
아 그래, 고맙다고요!

● 공부를 더 하라고?! 대체 뭘 어떻게 더 하라는 거야?!!
벌써 폭발할 거 같다고.

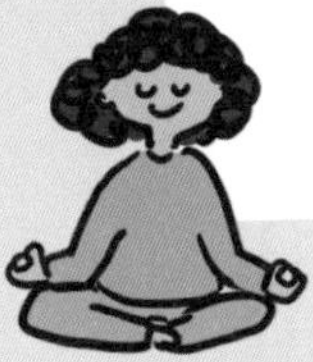

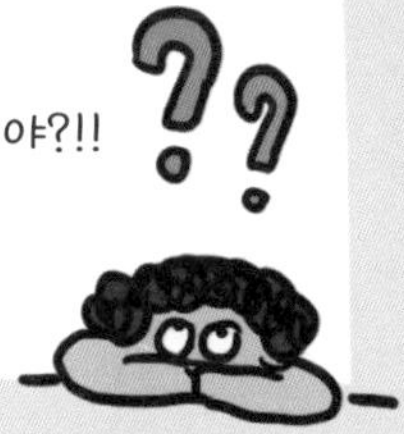

▲가 가장 많은 경우

너는 요가 수행자 같은 달인이야. 살면서 벌어지는 예상치 못한 일들은 마치 여름밤에 부는 산들바람처럼 너를 스쳐갈 뿐이야. 너는 스트레스를 줄이기 위해 상황을 어떻게 바라봐야 하는지 아주 잘 알고 있어. 뿐만 아니라, 삶에서 맞닥뜨리는 시련을 스스로 이겨 낼 수 있다는 자신감 또한 가지고 있지.

★가 가장 많은 경우

너는 대나무 같아. 대나무처럼 휘어지기는 해도 꺾이지는 않지. 이따금씩 스트레스가 최고치에 이를 때면, 그게 일시적이라는 걸 잘 알고 있어. 가까운 사람들의 도움을 받거나 또는 스스로 차분하게 스트레스를 이겨 낼 수 있다는 걸 너도 알지?

●가 가장 많은 경우

너는 활처럼 팽팽해. 스트레스를 유발하는 아주 작은 일에도 너는 아무것도 못 하게 되지. 스트레스를 잘 못 견디고, 스트레스를 짐처럼 지고 다녀. 네가 믿는 가까운 사람들이라든가, 심리상담사에게 망설이지 말고 얘기해 봐. 그 사람들이 해결책을 찾는 데 도움을 줄 거야.

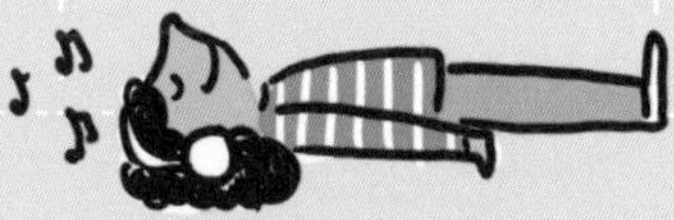

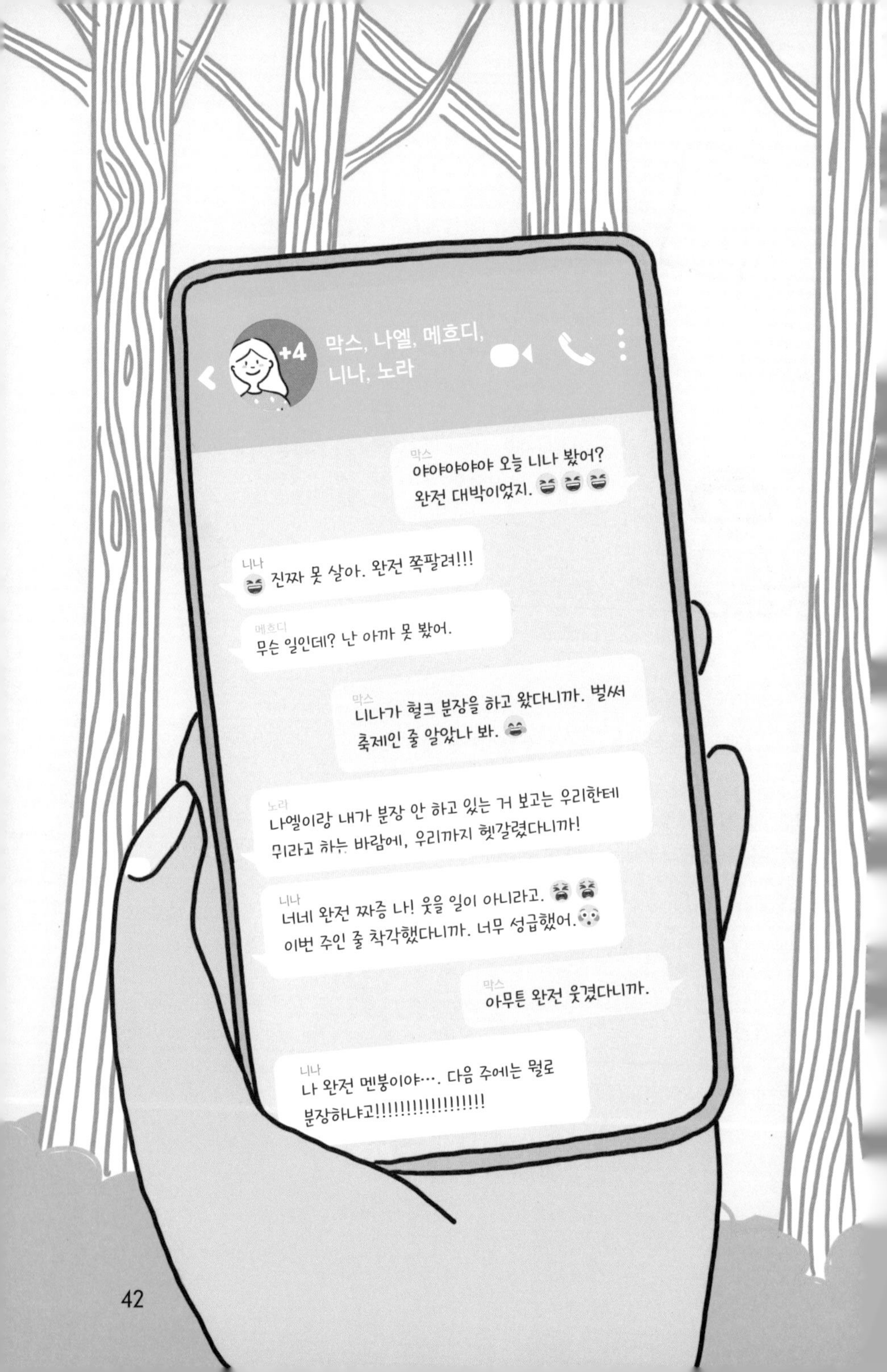
+4
막스, 나엘, 메흐디,
니나, 노라
막스
야야야야야 오늘 니나 봤어?
완전 대박이었지.
니나
진짜 못 살아. 완전 쪽팔려!!!
메흐디
무슨 일인데? 난 아까 못 봤어.
막스
니나가 헐크 분장을 하고 왔다니까. 벌써
축제인 줄 알았나 봐.
노라
나엘이랑 내가 분장 안 하고 있는 거 보고는 우리한테
뭐라고 하는 바람에, 우리까지 헷갈렸다니까!
니나
너네 완전 짜증 나! 웃을 일이 아니라고.
이번 주인 줄 착각했다니까. 너무 성급했어.
막스
아무튼 완전 웃겼다니까.
니나
나 완전 멘붕이야…. 다음 주에는 뭘로
분장하냐고!!!!!!!!!!!!!!!!!!

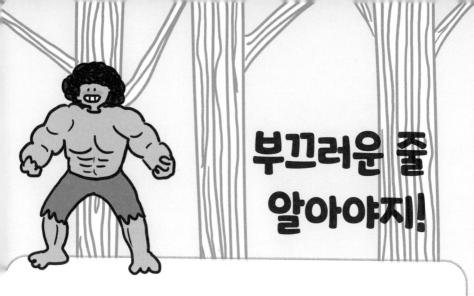

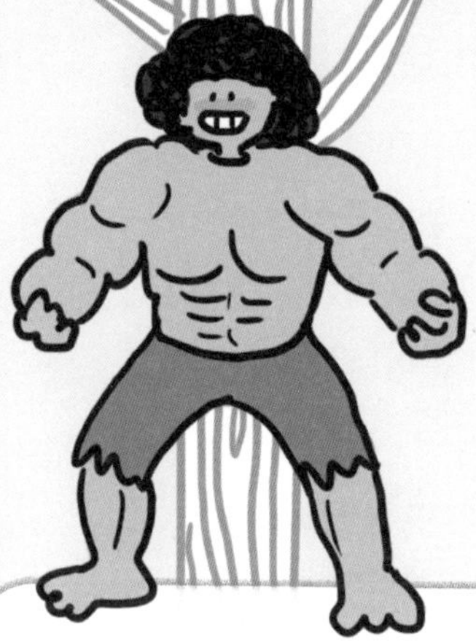

부끄러운 줄 알아야지!

아니, 그런데 감정이 대체 뭐야?

기쁨, 두려움, 슬픔, 혐오감, 분노 등은 1차 감정이라고 해. 유치원 때부터 많이 들어 봤을 거야. 쉽게 이름을 붙일 수 있는 감정들이지. 날마다 느끼니까. 지금까지 살아오면서 겪었던 어떤 일을 떠올릴 때, 그때 네가 기뻤는지 아니면 슬펐는지는 어렵지 않게 얘기할 수 있을 거야.

이번에는 그 감정들 가운데 하나를, 또는 좀 더 일반적인 감정의 의미를 정의해 보라고 해 볼게. 답을 하기가 훨씬 더 어려울 거야. 만약에 더 복잡한 감정들을 설명해 보라고 한다면, 머리가 지끈지끈하겠지. 그걸 설명하는 건 너한테도 복잡한 일이지만, 심리학자들도 마찬가지야. 심리학자들은 이렇게 수많은 감정들을 어떻게 해야 이해하기 쉽게 정의 내릴 수 있을지를 끊임없이 연구하고 있어.

우리 뇌에서 어떤 영역이 감정과 관련이 있는지는 확실하게 밝혀졌어. 확실하게 정의할 수 있는 한 가지는 바로 감정이란 **긍정적인 것과 부정적인 것 모두를 아우르는 강렬한 정서적 상태**라는 거야. 신체 증상이 나타나는 게 특징이지.(창백해지거나, 맥박이 빨리 뛰거나, 땀이 나거나 하는 것처럼.) 감정을 느낄 때는 웃음을 짓거나 눈썹을 찌푸리는 것처럼 얼굴에 표정이 나타나. 또 감정은 아주 개인적인 거야. 두 사람이 똑같은 상황에 놓여 있어도 느끼는 감정은 서로 달라. **1차 감정은 보편적이라고 여기는 경우가 많아**. 이런 감정들은 문화에 따라서 다르게 표현될 수 있지만 모든 사람한테서 나타나.

그런데 우리는 1차 감정만 느끼는 게 아니야. 후회나 안도감처럼 **복합적인 감정**도 느끼고, 창피함, 부러움, 질투처럼 **사회적인 감정**도 느껴. 뇌 덕분에 이렇게 아주 여러 가지 감정들을 느끼고 표현할 수 있는 거야!

뇌가 열받았어!

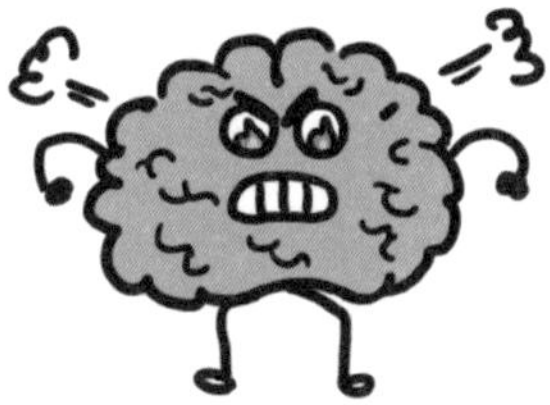

감정이 긍정적이든 부정적이든, 뇌의 여러 부분과 네트워크를 이루며 작동하지. 감정을 인식하고 느끼기 위해서는 편도체, 시상, 측중격핵, 해마처럼 뇌 한가운데 파묻혀 있는 둘레엽의 조직들을 모두 활용하지. 감정이 너를 집어삼키지 못하게 하려면 때로는 감정을 통제하고 다스릴 줄도 알아야 해. 전전두엽에 자리 잡고 있는 조직들이 이 역할을 맡아. 그러니까 **뇌에는 감정을 느끼고 통제하는 중요한 회로가 두 개** 있는 거야.

우리가 엄청나게 화가 나면, 둘레엽 덕분에 그 감정을 느낄 수 있어. 이런 감정은 몸의 변화도 나타나게 하지. 심장은 더 빠르게 뛰고, 얼굴이 완전히 빨개지고, 근육이 수축해. 이렇게 몸에서 일어나는 모든 변화는 저마다 맡은 역할이 있어. 네가 화가 났다는 사실을 느낄 수 있게 해 주고, 또 행동을 취할 준비를 갖추게 해 주거든. 화가 날 때면 우리 몸은 우리를 짜증 나게 한 사람을 공격할 준비를 해. 이건 당연한 작용이야. 1차 감정은 우리가 위험하다고 느낄 때 반응할 수 있게 하니까. 그렇지만 우리가 살아가는 사회에서는 함께 어울려 살기 위한 규칙들이 있지. 그 규칙 가운데 하나는 사람을 물리적으로 공격해서는 안 된다는 거야. 아무리 짜증 나게 하는 사람이라 하더라도 말이야. 그래서 전두엽은 대뇌변연계의 활동을 통제해. 전두엽이 감정과 충동을 다스릴 수 있게 도와주는 거야.

청소년들은 둘레엽이 전전두엽보다 훨씬 더 빨리 성장을 마쳐. 전전두엽이 둘레엽을 통제하는 힘이 약할 수밖에 없지. 그래서 네가 **어른들보다 특정한 감정을 더 강하게 느끼고, 또 자제하기가 어려운 거야.** 나이가 더 어릴수록 더 빠르게, 또 더 자주 화가 나는 것도 바로 그런 까닭에서야.

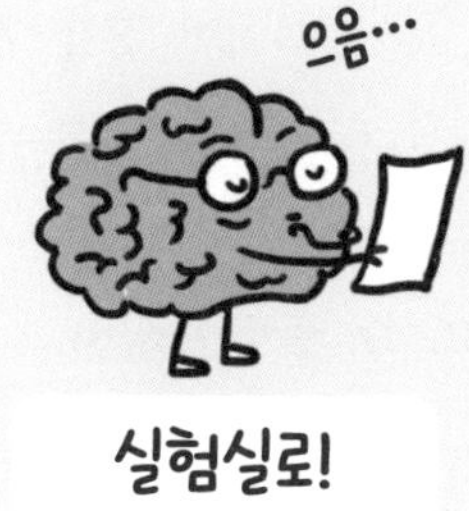

청소년들이 어른들보다 두려움, 분노, 기쁨을 더 강하게 느끼기는 하지만, **후회나 안도감** 같은 다른 감정들은 오히려 반대야. 이런 감정들은 1차 감정보다 더 복잡하지. 네가 어떤 선택을 했을 때 얻을 수 있었을 것과, 실제로 네가 얻은 것을 서로 견주어 볼 때 이런 감정을 느끼거든. 네가 선택한 것보다 네가 포기한 것이 더 크다면, 넌 후회를 하겠지. 후회는 아주 불쾌한 감정이야.

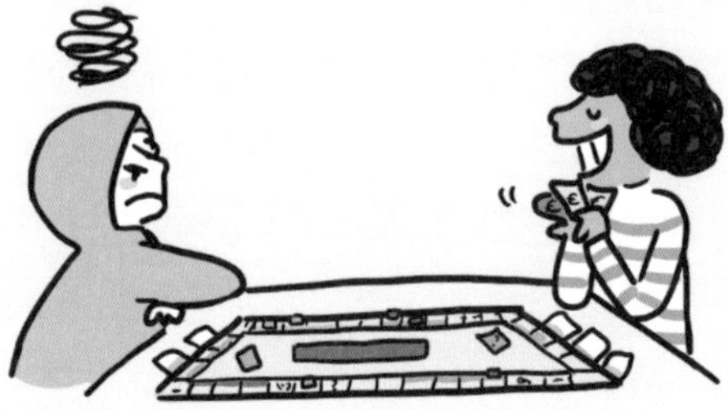

예를 들어, 모노폴리 게임을 할 때 네가 '페 거리'에 호텔을 짓지 않겠다고 결정했는데, 게임 순서를 한 바퀴 돌고 나니 다른 사람이 그 칸에 가게 됐다면, 너는 후회를 하겠지. 반대로 만약에 네가 포기한 것보다 실제로 선택한 것이 더 좋다면 너는 안도감을 느낄 거야.

우리 실험실에서는 후회와 안도감이 청소년기 내내 발달한다는 사실을 밝혀냈지. 실험이 진행되는 동안, 청소년들은 돌림판 두 개 가운데 하나를 고르게 했어. 그런 직후에, 돌림판에 나와 있는 액수만큼을 얻었는지(화살이 초록색 칸에 멈춘 경우) 잃었는지를(화살이 빨간색 칸에 멈춘 경우) 알려 주었지. 거기서 끝이 아니라, 만약에 다른 돌림판을 골랐더라면 돈을 얻었을지 잃었을지를 뒤이어 보여 주었어.

다른 돌림판을 골랐을 때보다 실제로 자신들이 고른 결과가 더 좋을 때면 청소년들은 안도했어. 다른 돌림판을 골랐을 때보다 실제로 자신들이 고른 결과가 더 나쁠 때면 청소년들은 후회를 했지.

이 실험에서 **청소년들은 항상 어른들보다 후회와 안도를 덜 느꼈어.** 후회와 안도감을 느낄 수 있는 까닭은 전전두엽에 있는 한 부분 때문이거든. 그런데 청소년들은 이 전전두엽이 아직 성장하는 중이기 때문에 후회나 안도감을 덜 느껴.

청소년들은 남과 비교를 하거나 다른 사람의 시선을 의식할 때면 **수치심, 부러움, 죄책감, 질투심** 같은 특정한 감정을 느껴. 이를테면, 네가 한 행동이나 말에 관해서 다른 사람들이 어떻게 생각할지 두려울 때면 수치심을 느끼지. 다른 사람이 가지고 있는 걸 갖고 싶을 때는 질투가 나고 말이야.

청소년들이 느끼는 부러움을 연구하기 위해서 연구자들은 후회를 연구할 때와 똑같은 실험을 했어. 다른 돌림판을 골랐을 때 얻을 수 있었던 걸 보여 주지 않고, 대신 다른 친구들이 어떤 걸 얻었는지를 얘기해 주었지. 자기 친구가 자기보다 돈을 더 많이 얻으면 청소년들은 부러워했어. 부러움은 청소년들이 어떤 수를 써서라도 피하려 애쓰는 감정이지. 청소년들은 뇌에 있는 전전두엽이 지나치게 활동하기 때문에 이런 사회적인 감정을 어른들보다 더 강하게 느껴.

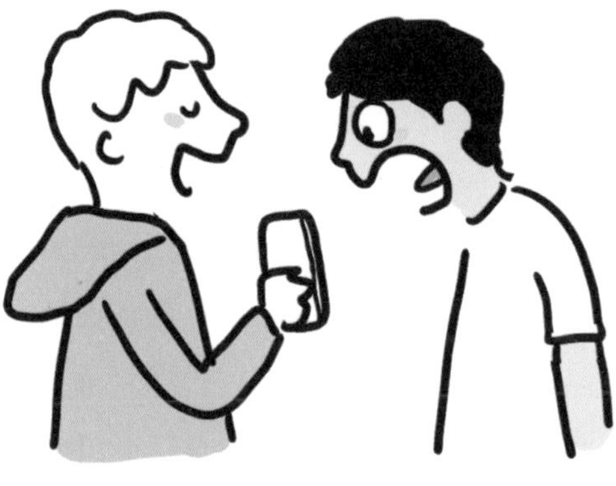

평정심을 유지해 봐

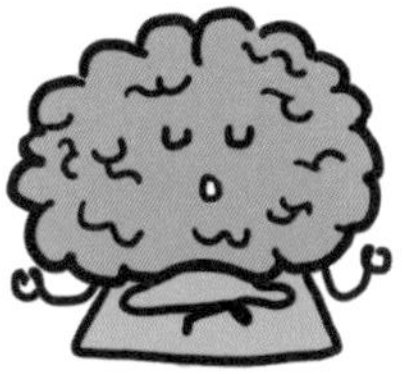

감정의 늪에 빠지지 않으려면 감정을 조절할 수 있어야 해. 전문 용어로 감정 조절이라고 해. 주의할 점은 **감정을 조절한다고 해서 감정을 느끼지 않는다는 뜻은 아니야.** 오히려 감정을 알맞게 느끼는 방법을 배우는 거야. 그러니까 감정을 조절하는 건 곧 부정적인 감정을 보다 약하게 느끼고, 긍정적인 감정을 더욱 강하게 느끼는 법을 배우는 거지. 감정 조절의 바탕에는 두 가지 현상이 자리 잡고 있어. 바로 약화와 재평가야.

약화는 우리가 조절할 수 있는 작용이 아니야. 어떤 상황에서 아주 강렬한 감정을 느꼈을 때, 나중에 같은 상황에 놓이더라도 그 감정을 점점 적게 느끼게 돼. 마치 새로운 활동을 처음 해 볼 때는 두렵지만, 다시 할 때면 점점 두려움이 덜해지는 것과 비슷하지. **학교에 처음 가던 날을 떠올려 봐!**

감정이 약화하는 건 전전두엽에 있는 특정 영역과 둘레엽에 있는 편도체가 협동하는 덕분이야. 전전두엽에 있는 이 영역은 어떤 상황과 감정을 서로 연결시키는데, 똑같은 상황에 놓일 때마다 업데이트가 돼. 그리고 편도체에 메시지를 보내서 점점 더 약하게 반응하도록 만들지. 다만 청소년들은 이런 약화 현상이 어른들만큼 빠르게 일어나지는 않아. 그래서 매번 똑같이 강렬한 감정을 느껴. 바로 이 때문에 청소년기에 겪은 트라우마는 성인기에 겪은 것보다 극복하기가 어렵기도 해.

약화와는 반대로, **재평가**는 우리가 조절할 수 있어. 어떤 감정이 일어나면 우리는 재평가를 통해 그 감정을 객관적으로 바라볼 수 있어. 이를

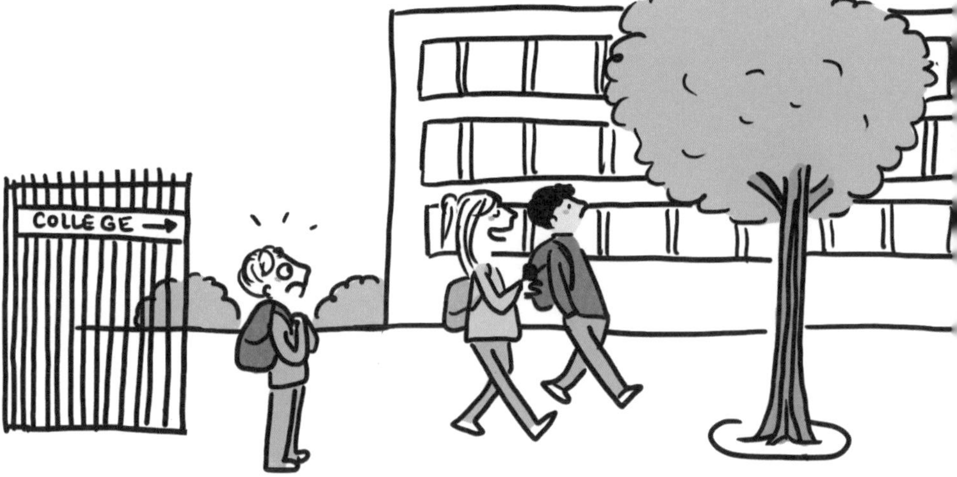

테면 서스펜스 영화나 호러 영화를 볼 때 두려움을 줄이려고, 화면에 보이는 인물들은 배우고, 저 피는 가짜고, 조금 이따 영화관을 나서면 이 모든 게 끝날 거라는 생각을 떠올려 볼 수 있지. 그렇게 상황을 재평가하면서 편도체의 활동을 줄이면 두려움이 덜 느껴지는 거야. **이 방법은 시험 전에 스트레스를 느낄 때 써 보면 효과가 좋아**. 아직은 재평가를 하기가 조금 어려울 수 있지만, 네가 감정을 느끼는 상황들을 재평가하는 훈련을 하다 보면 청소년기를 거치면서 점점 나아질 거야.

혹시 나는 아주 예민한 사람일까?

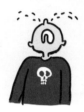

요즘 너는 즐겁기보다는 슬프거나 화가 날 때가 많을 거야.
하루에도 열 번이 넘게 말이지! 정신을 차릴 방법을 알아볼까?

짝사랑하는 애가 수업 중에
나를 쳐다보고 웃었어.

★ 어떡해. 어떡해!!!! 살려 줘!!!

▲ 심호흡을 하고 그 애한테 말을 걸어 봐. 죽기야 하겠어, 그치?

● 음…. 그랬나? 뭐 두고 봐야겠지.

수학 시험에서 열 문제 중에
세 문제 맞았어.

★ 완전 망했어. 절대로 돌이킬 수 없을 거야!

▲ 에고고, 속상하긴 하네. 다음에 좀 더 잘 보도록 해야지 뭐.

● 나보다는 우리 부모님이 걱정이지. 오늘 저녁엔 볼 만하겠는걸!

제일 친한 친구가 내가 좋아하는
펜을 빌려 가서 안 돌려줘. 그래서
둘이 그것 때문에 막 다툰 참이야.

★ 걔가 진심으로 마음에 안 들어! 잠깐, 아니 근데 펜이 내 주머니에 있는데?!

▲ 물론 친구가 펜을 돌려주면 좋겠어. 그렇지만 그것 때문에 사이가 나빠지는 건 너무 바보 같은 일이지.

● 대체 뭐 때문에 싸웠던 거지? 딱히 기억도 안 나.

방금 전에 차였어.

★ 완전 절망이야. 유치원 때부터 엄청 좋아했는데!

▲ 슬프긴 하지만 받아들여야지. 내일이면 조금 낫겠지.

● 사랑이 내 편이 아니었나 봐.

★가 가장 많은 경우

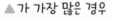

너는 감정을 200% 만큼 느끼고 있어! 그대로 즐겨도 괜찮아. 그렇지만 감정을 조절하기가 어렵다면 네가 믿을 수 있는 가까운 사람들에게 얘기해 봐도 돼. 그러면 도움이 될 거야.

▲가 가장 많은 경우

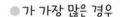

너는 감정을 쉽게 조절하는 법을 알고 있구나. 아무 문제가 없어 보여. 네가 하고 싶은 일을 하는 데에 감정이 방해가 되지는 않을 거야. 또 감정에 휩쓸리지 않는 법도 잘 알고 있어.

●가 가장 많은 경우

너는 감정을 완전 억제하고 있어. 이런 감정들을 느낄 때면 조금은 당황하는 게 당연해. 네가 무얼 좋아하고 싫어하는지를 알아 가려면, 감정도 들여다볼 줄 알아야 돼. 혼자서 겪어 내기가 힘들다면, 믿을 수 있는 어른들에게 얘기해 봐.

과연 나는 내 감정의 주인일까?

정말 이를 꽉! 깨물게 만드는 감정들을 너는 잘 알고 있을 거야.
내 감정을 내가 얼마나 잘 조절할 수 있는지 알아봐.

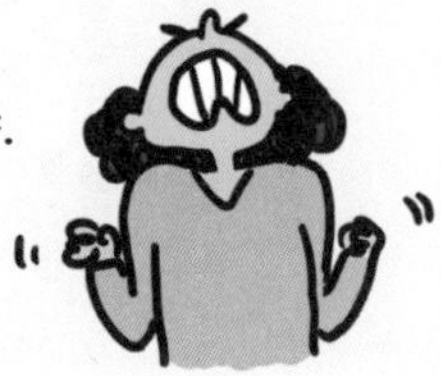

아빠랑 다퉜어.

★ 방에 들어가서 아무하고도 말 안 해.

▲ 당장은 삐치지만, 결국은 아빠가 얘기하자고 하면 그냥 받아들여.

● 이미 겪어 본 일이야. 잘 풀리겠지.

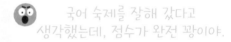

친구가 다른 사람들 앞에서 나한테 상처를 주는 말을 했어.

★ 아무 일 없었던 것처럼 지내. 머릿속으로 "괜찮을 거야." 하고 되뇌지.

▲ 단둘이 있을 때 친구한테 따질 거야.

● 다른 친구들이랑 이 얘기를 나눌 거야. (적어도 그 친구들은 쿨하니까.)

갖고 싶었던 스마트폰이 너무 비싸서 살 수가 없어.

★ 혼자 끙끙 앓아.

▲ 실망스럽긴 하지만, 그래도 나가서 놀아. 그러면 관심을 돌릴 수 있거든.

● 언젠가 살 수 있도록 용돈을 모아.

국어 숙제를 잘해 갔다고 생각했는데, 점수가 완전 꽝이야.

★ 저녁 내내 계속 생각이 나.

▲ 자책하게 돼. 그치만 받아들여야지. 좋아하는 드라마를 보며 기분 전환을 해.

● 거리두기를 하고 바라보지. 그래도 평균 점수는 여전히 좋으니까.

★가 가장 많은 경우

부정적인 감정을 마주하는 건 힘든 일이야. 그렇지만 피하려고만 하면 아무것도 해결이 안 돼. 어떻게 하면 부정적인 감정을 더 잘 다룰 수 있는지 방법을 한번 찾아봐. 만약에 정말로 아무런 방법이 떠오르지 않고 계속 기분이 별로라면, 믿을 만한 어른과 이야기를 나눠 봐.

▲가 가장 많은 경우

기분이 나쁠 때면 가장 먼저 부정적인 면만 보는 편이네. 그렇지만 어떻게 해야 네게 도움이 되는지, 또 무엇이 널 기쁘게 해 주는지를 알고 있어. 그래서 그 다음 단계에서는 자기 감정을 알맞게 다룰 수 있구나. 제대로 가고 있어!

●가 가장 많은 경우

부정적인 감정을 느끼는 걸 두려워하지 않는구나. 부정적인 감정을 인식하는 법도 알고. 그런 감정을 통제할 수 있게 도와주는 해결책을 찾을 수 있다는 사실을 알기 때문이야. 이대로만 하면 돼. 네가 네 감정의 주인이야!

결정은
내가 한다

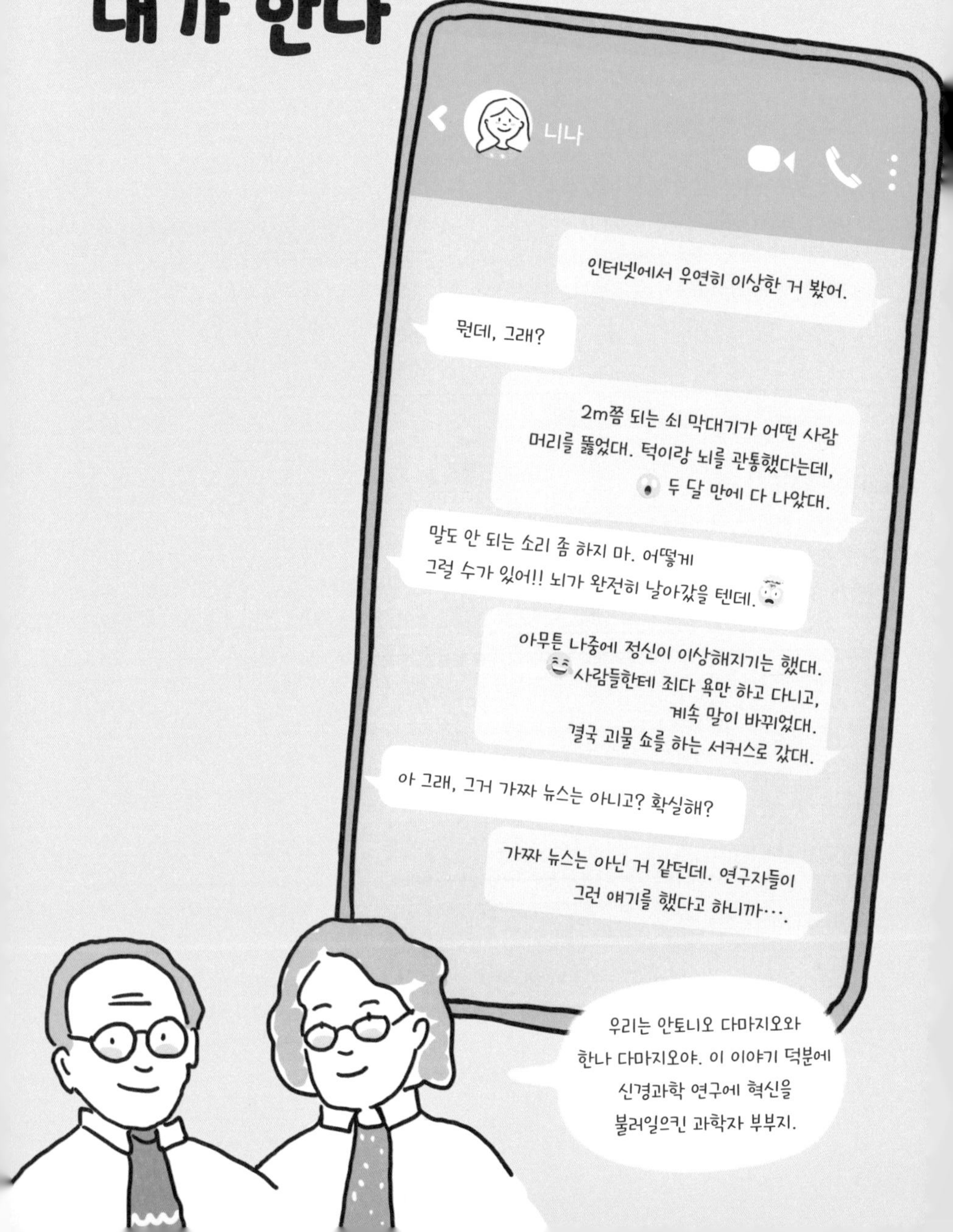

니나
인터넷에서 우연히 이상한 거 봤어.
뭔데, 그래?
2m쯤 되는 쇠 막대기가 어떤 사람 머리를 뚫었대. 턱이랑 뇌를 관통했다는데, 두 달 만에 다 나았대.
말도 안 되는 소리 좀 하지 마. 어떻게 그럴 수가 있어!! 뇌가 완전히 날아갔을 텐데.
아무튼 나중에 정신이 이상해지기는 했대. 사람들한테 죄다 욕만 하고 다니고, 계속 말이 바뀌었대. 결국 괴물 쇼를 하는 서커스로 갔대.
아 그래, 그거 가짜 뉴스는 아니고? 확실해?
가짜 뉴스는 아닌 거 같던데. 연구자들이 그런 얘기를 했다고 하니까….
우리는 안토니오 다마지오와 한나 다마지오야. 이 이야기 덕분에 신경과학 연구에 혁신을 불러일으킨 과학자 부부지.

피니어스 게이지의 놀라운 이야기

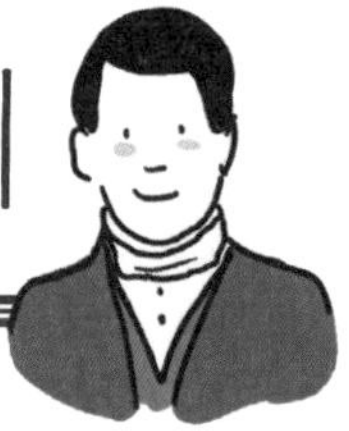

1848년 여름, 피니어스 게이지는 철도 건설 현장 책임자인 젊은이였어. 이때만 해도 그는 자신이 신경심리학계에서 가장 유명한 환자가 되리라는 사실을 꿈에도 몰랐지. 게이지는 공사를 더 빠르게 진행하기 위해 폭발물을 써서 바위를 부수기로 해.

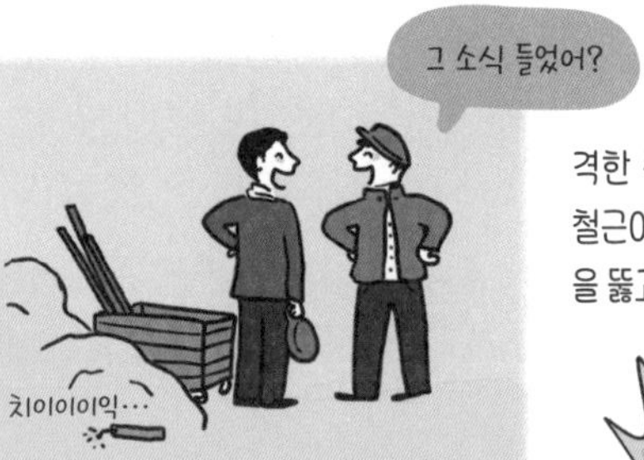

동료 얘기에 정신이 팔렸던 게이지는 무심코 화약에 불을 붙였어.

격한 폭발이 일어나면서 1.8m짜리 철근이 게이지의 왼쪽 턱부터 뇌 앞쪽을 뚫고 지나갔지.

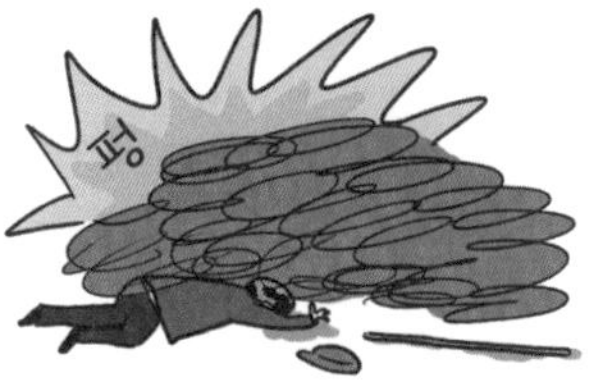

게이지는 쇼크 상태에 빠졌지만 목숨이 붙어 있었고, 기적적으로 의식을 되찾아.

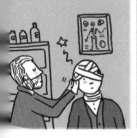

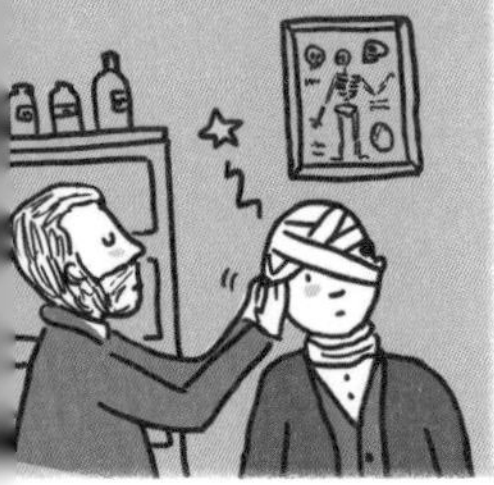

게이지는 두 달도 채 안 되는 사이에 몸을 회복해. 완전히 치료된 것처럼 보였지.

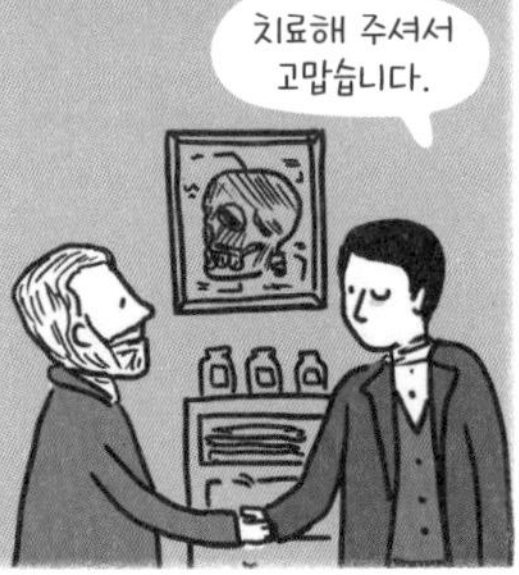

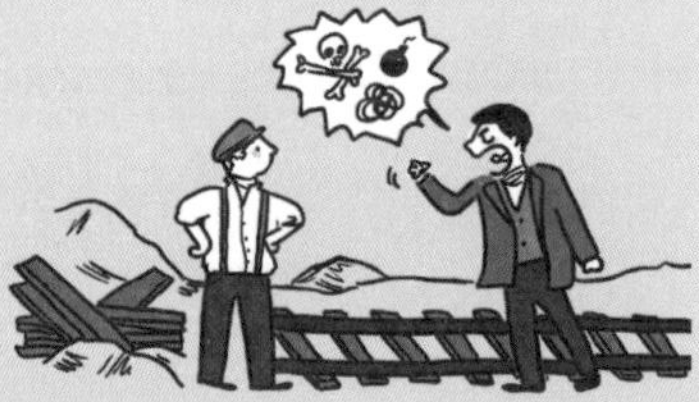

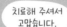

그렇지만 곧 게이지의 성격이 미묘하게 완전히 바뀌었다는 사실이 드러나. 게이지는 성격이 거칠어지고, 기분이 돌변하고, 더 이상 강요를 견디지 못하게 돼. 제대로 된 결정을 내리지 못하는 수준에 이르렀어.

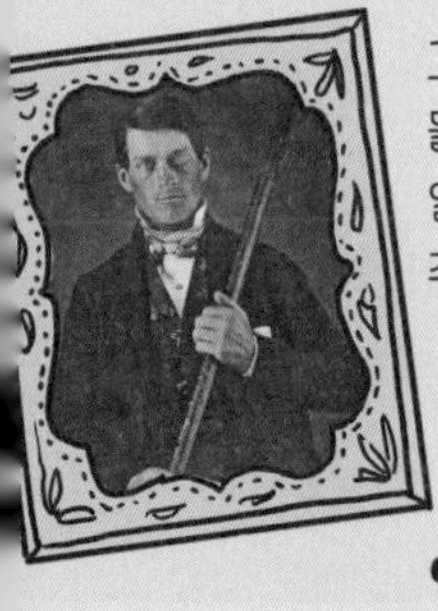

그렇게 게이지는 일자리를 잃고, 가족과 친구들과도 멀어져. 결국은 떠돌이 서커스단에서 얼굴에 난 상처와 위압적인 쇠막대기를 보여 주는 공연을 하며 지내다 생을 마감해.

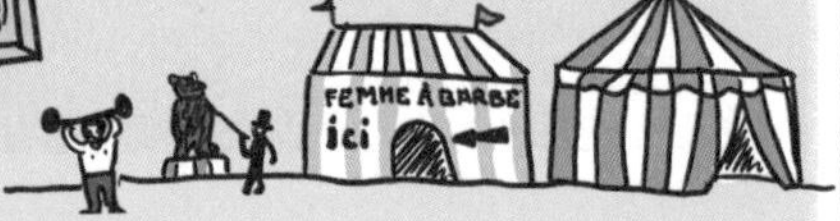

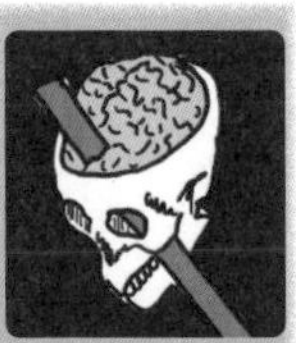

사고가 벌어지고 150년 뒤, 한나 다마지오 연구팀은 게이지의 뇌를 조사해서 쇠막대기가 어느 곳을 뚫고 지나갔는지 재구성해 보지. 그리고 쇠막대기가 안와전두피질을 뚫고 지나갔다는 사실을 밝혀내.

케밥이냐, 버거냐?

나한테 가장 잘 어울리는 옷을 고를 때나, 집으로 돌아가는 제일 빠른 길을 고를 때, 영화관에서 표를 살 때 어느 줄에 설지, **우리 뇌는 끊임없이 결정을 내려**. 심지어는 딱히 의식하지 않은 채로 그러는 경우도 많아. 꽤 오랫동안 연구자들은 뇌가 마치 컴퓨터처럼 모든 가능성을 따져 본 다음에 결정을 내린다고 믿었어. 하지만 사실은 전혀 그렇지 않다는 게 오늘날에 밝혀졌지. 양말 색깔을 고르느라고 우리 뇌가 엄청 복잡한 계산을 거쳐야만 한다면 어떨지 상상해 봐. 그럼 도저히 살 수가 없을걸! 이를테면 햄버거를 먹을지, 아니면 케밥을 먹을지 고르느라 두 시간이나 걸릴 거야.

그렇다면 우리가 수학 천재가 아닌데도 어떻게 결정을 내릴 수 있는 걸까? 그저 감정을 잘 활용하기 때문이야! 안토니오 다마지오와 한나 다마지오가 관찰을 해 보니, 결정을 잘 내리지 못하는 환자들은 감정도 잘 못 느꼈어. 이 환자들은 모두 안와전두피질에 손상을 입고 있었지. 안와전부피질은 눈 바로 위쪽에 있는 뇌의 한 부분이야. 두 사람의 환자들도 피니어스 게이지처럼 지능은 완전히 정상이었지만, 충동적이고, 거칠고, 상스럽게 구는 편이었어. 또 몇몇 감정을 느끼기 어려워했지.

감정이 보내는 경고에 귀를 기울여 봐

신경과학자인 다마지오 부부는 우리가 결정을 내리는 데에는 이성뿐 아니라 감정도 역할을 한다는 사실을 처음으로 밝혀냈어. 다마지오 부부는 이렇게 주장했어. 우리가 알맞은 결정을 내리는 데 감정이 방해를 한다면, 감정을 느끼지 못하는 환자들이야말로 최고의 결정을 내려야 한다는 거지. 그런데 사실은 정반대거든. 감정을 느끼지 못하는 환자들은 어리석은 결정을 내리는 경우가 많았어. 그러니까 감정은 꼭 필요하다는 얘기야! 왜 그럴까?

왜냐면 뇌는 아주 강력하기는 하지만, 한꺼번에 다룰 수 있는 정보의 개수는 한계가 있기 때문이야. 평균적으로 뇌는 **동시에 일곱 가지 정보를 다룰 수가 있어**. 그리고 이건 네가 좋은 결정을 내리는 데 필요한 정보들을 모두 판가름하기에는 부족한 양이야. 그래서 감정이 뇌에 경고 신호를 보내서, 네가 예전에 내렸던 결정 때문에 어떤 나쁜 결과가 생겼는지를 일깨워 주는 거지.

자, 인기 있는 감독이 새로 개봉한 영화를 보러 영화관에 갔다고 해 보자.

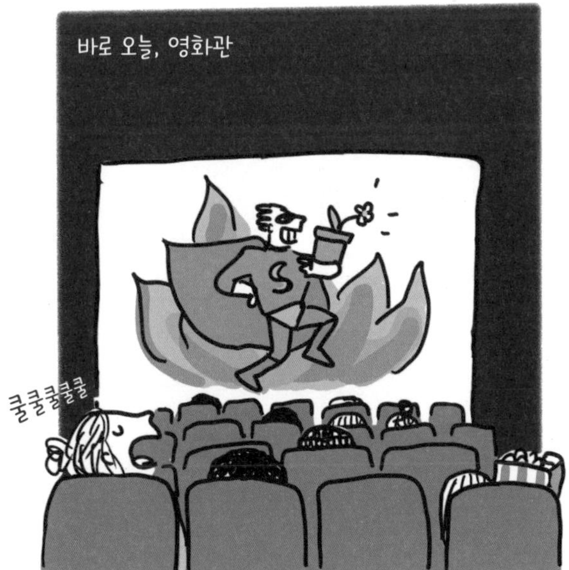

영화가 시작하고 30분쯤 지났는데 벌써 따분해. 그리고 영화가 완전 별로라는 생각이 슬슬 들어. 전문가들은 이때 느끼는 모든 감정들을 **1차 감정 반응**이라고 해. 긍정적이든 부정적이든, 이런 반응은 **편도체**를 활성화시키지. 편도체는 뇌 한가운데에 있는 작은 영역이야.

그러고 나서 몇 주 뒤에 집에서 영화를 보려고 할 때, 우리는 같은 감독의 영화를 고를까, 다른 감독의 영화를 고를까? 우리 뇌에 있는 안와전두피질은 부정적인 감정 경험을 자동으로 떠올릴 거야. 딱히 의식하지 않아도 말이야. 그리고 아마 우리는 다른 감독이 만든 영화를 고르겠지.

이런 식으로 우리가 결정을 내릴 때마다 **감정은 빠르게 선택할 수 있도록 정보를 분류해 줘.** 다마지오 부부가 연구한 안와전두피질에 손상을 입은 환자들이 결정을 잘 못 내렸던 까닭은 자신들의 감정 경험을 떠올리기가 어려웠기 때문이야.

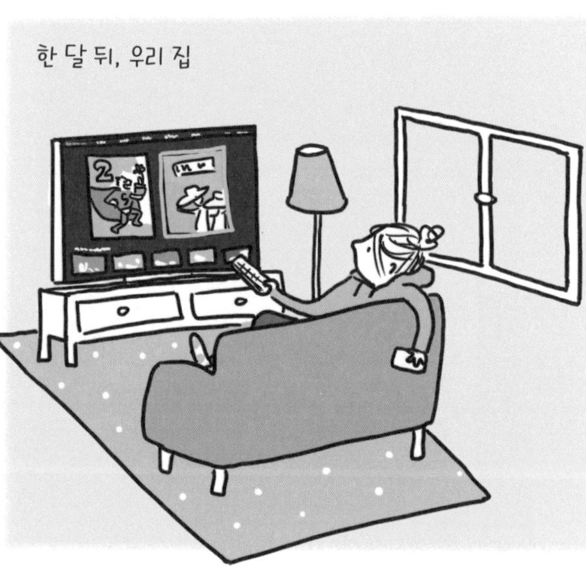

감정의 카지노

감정이 우리가 결정을 내리는 데 관여한다는 사실을 증명하고자 다마지오 부부는 실험에 참가할 어른들을 모집했어. 실험에 참가한 사람들은 카드 더미 네 개 가운데서 카드 100장을 뽑아 최대한 돈을 많이 버는 게임을 했어. 참가자들이 아는 사실은 오로지 카드에 따라 돈을 얻거나 잃을 수 있다는 점, 그리고 어떤 카드 더미는 다른 카드 더미보다 유리하다는 점뿐이었어. 너무 복잡하게 계산해 가면서 카드를 고르지 못하도록 일부러 게임 규칙을 약간 엉성하게 만들었지.

다만 참가자들이 게임을 하면서 차츰 어느 카드 더미가 유리하다는 걸 알아내도록 했어. A와 B 카드 더미는 큰 돈을 벌 수 있게 해 주지만, 장기적으로 본다면 불리했거든. 큰 돈을 잃게도 하니까. C와 D 카드 더미는 딱 그 반대였어. 벌 수 있는 돈은 많지 않았지만, 그 대신 잃는 돈도 적었지. 덕분에 게임이 끝날 때면 돈을 더 많이 벌 수가 있었어.

뇌에 손상을 입지 않은 게임 참가자들은 불리한 카드 더미를 곧바로 알

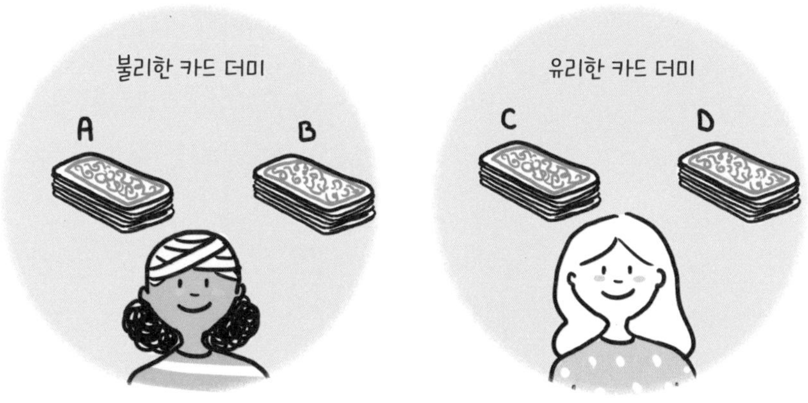

아내고는 그 카드 더미를 고르지 않았어. 뇌에 손상을 입은 참가자들은 불리한 카드 더미에서 계속 카드를 뽑았지. 그러다가 번 돈을 모조리 잃을 수 있다는 사실을 미처 생각하지 못하고 말이야. 그 사람들 중 일부는 게임을 마칠 즈음에 카지노에 빚을 지기도 했어. 그렇다면 **건강한 참가자들의 뇌가 불리한 카드 더미를 피하라는 신호를 보낸다는 사실을 어떻게 증명할 수 있을까?**

그렇다면 청소년들은 어떨까?

15세~16세 이전의 청소년들은 마치 안와전두피질에 손상을 입은 환자들처럼 행동하고는 해. 큰 돈을 얻을 수 있는 카드 더미에 강하게 이끌리지. 그 카드 더미를 고르면 잃는 돈이 훨씬 더 크다는 사실은 생각하지 않

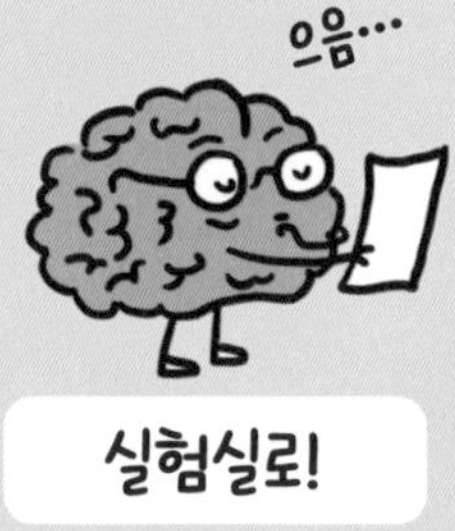

실험 참가자들이 카드를 뽑는 동안, 다마지오 부부는 피부에 전기 신호가 얼마나 흐르는지 실시간으로 측정하는 기계를 연결해 두었어. 우리가 감정을 느끼거나 거짓말을 할 때, 알아채지 못하겠지만 약간 땀을 흘려. 그러면 피부의 전기 전도계수가 높아지지. 이를 두고 피부 전도도 반응이라고 해.

뇌가 건강한 참가자들은 피부 전도도 반응이 아주 빠르게 나타났어. 이

은 채로 말이야.

그러다 16세가 되면 더 이상 불리한 카드 더미에서 카드를 고르지 않게 되지. 어른들과 마찬가지로, 불리한 카드 더미에서 카드를 뽑기 직전에 피부 전도도 반응이 증가한다는 사실을 실험을 통해 알아냈어. **청소년들도 삶을 살아가면서 좋은 결정을 내리는 능력이 점점 발달해.** 안와전두피질이 성장을 끝마칠 때까지 말이야. 그러려면 시간이 걸려! 20세, 심지어 25세까지 기다려야 하지!

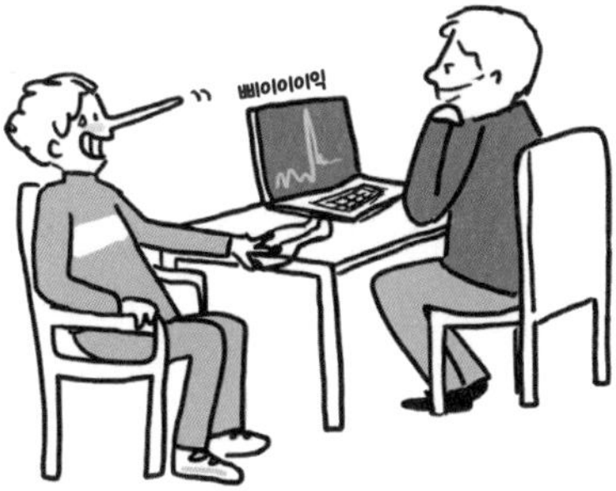

한 가지 새겨 둘 것은, 그렇다고 해서 오로지 감정만을 바탕으로 결정을 내리는 건 아니야. 감정은 그저 우리 앞에 놓인 선택지들을 가장 먼저 분류해 줄 뿐이야.

반응은 참가자들이 돈을 벌거나 잃을 때도 증가하지만, 불리한 카드 더미에서 카드를 한 장 뽑기 직전에도 증가해. **바로 이게 참가자들의 뇌가 나쁜 선택을 하기 전에 경고 신호를 보낸다는 증거야!**

뇌에 손상을 입은 게임 참가자들한테서는 돈을 잃거나 얻은 뒤에 피부 전도도 반응이 증가했어. 그렇지만 불리한 카드 더미에서 카드를 뽑기 전에는 증가하지 않았지. 뇌에 이런 경고 신호가 나타나지 않은 걸 보면, 이 사람들이 이 실험에서뿐만 아니라 살아가면서 왜 나쁜 결정을 내리는지를 어느 정도 알 수 있게 돼.

지옥 같은 하루에 온 걸 환영해

금요일이야. 일주일 중 가장 좋은 요일이지. 오늘 하루를 아주 평온하게 보내겠다고 마음을 먹었겠지. 어제 새로 나온 드라마를 아주 밤늦게까지 정주행했다는 사실은 미처 생각도 못하고 말이야….
행운을 빌게.

1 8시 5분

아, 이런! 알람 소리를 전혀 못 들었어.
1교시에 늦을 것 같아.

- 겨우 눈을 뜬 채로 운동화를 신고 한달음에 학교로 간다. 2번으로.
- 근사한 아침을 먹는다. 인생은 우선순위에 달려 있으니까! 그러고는 3번에 있는 버스 정류장으로 달려간다.
- 서두를 필요 없지! 영웅 같은 아빠가 차로 데려다줄 테니까. 4번으로.

11 14시

제일 좋아하는 체육 시간이야. 으악,
체육복을 빼놓고 왔잖아!

- 간단하지! 아픈 척을 해서 수업을 빼먹는 거야. 12번으로.
- 할 수 없지! 지금 입은 옷 그대로 체육 수업에 가야지. 13번으로.
- 체육 선생님께 말씀드리기로 했어. 14번으로.

7 12시

정신없이 오전을 보내고
드디어 점심 시간이야. 앗, 이런!
식권을 안 가져왔어.

- 영양사 선생님한테 점심을 먹을 수 있게 해 달라고 애원해. 8번으로.
- 할 수 없지! 집에 가서 점심을 먹고 오는 수밖에. 9번으로
- 오히려 잘됐어. 이참에 친한 친구랑 학교 앞 뷔페나 다녀오지 뭐. 10번으로

4 8시 30분

수퍼맨 아빠가 영화 <택시 5>라고 해
손색이 없을 드리프트를 선보이며
학교 바로 앞까지 데려다줘.
7번으로.

12 14시 5분

이상하네, 배우 같은 내 연기력으로도
선생님을 설득하지 못했어.
1시간 동안 껌 떼기 벌을 받아.

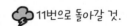

11번으로 돌아갈 것.

8 12시 15분

만세! 영양사 선생님이 불쌍한
내 얼굴을 보고는 뿌리치지 못했어.
오늘 메뉴는 채소를 채운 고기말이와
차가운 순무야. 11번으로.

14 14시 05분

체육 선생님이 걱정 말라며
누가 잃어버리고 간 체육복을 주시네.
낡고 냄새 나는 이 체육복은 이제 내 거야!
15번으로.

3 8시 20분

가까스로 버스 시간에 맞췄어! 막스와
린다를 만나서 신나게 얘기를 나눠.
두 사람 다 같이 앉아서 가자고 해.
누구랑 앉지?

막스랑! 진짜 재밌는 애니까. 5번으로.

린다랑. 린다가 더 차분하거든.
아침에는 그 편이 낫지! 6번으로.

10 12시 15분

이 식당 나쁘지 않은걸. 그렇지만
네 접시까지는 도저히 못 먹겠어.
오후는 좀 평온하게 지나가기를…
11번으로.

9 13시 50분

제일 빠르게 속도를 내서 돌아온 뒤, 이제는
한숨 돌릴 수 있겠다고 생각해. 세상에!
다음 수업 시간에 이미 늦었는걸.

7번으로 돌아갈 것.

5 8시 30분

진짜 웃겨! 버스를 타고 가는 동안
막스랑 동영상을 보면서 깔깔 웃어.
잘됐지 뭐야. 덕분에 수학 시험을
보는데도 긴장되지 않았어. 7번으로.

2 8시 40분

숨을 몰아쉬면서 뿌듯하게 교실 문을 열어.
부스스한 나를 보고 반 아이들이
완전 깜짝 놀랐어!

1번으로 돌아갈 것.

13 14시 05분

청바지를 입고 한참 뒤처지는
나를 본 친구들이 안됐다며 체육복을
건네줘. 휴, 살았다! 15번으로.

6 8시 30분

큰일 날 뻔했어! 버스 타고 가는 동안에
린다가 1교시에 수학 쪽지 시험이
있다고 알려 줘. 지금 복습해 두라고
하네. 7번으로.

15 16시

만세! 드디어 지옥 같았던 하루가
끝났어. 그렇지만 마음껏 다시
시작해 봐도 돼. 이번에는 가장 좋은
선택을 해 봐!

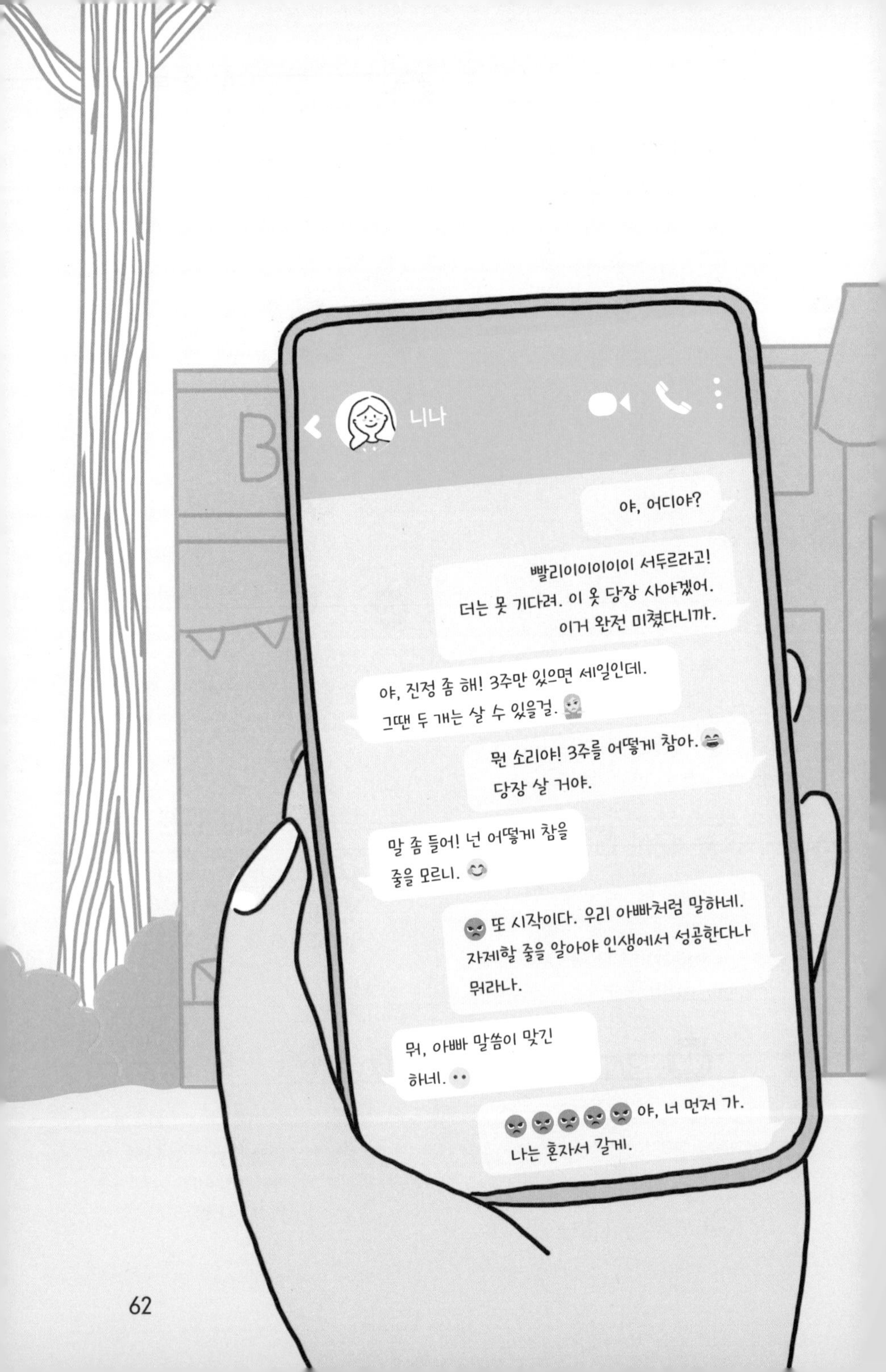
니나
야, 어디야?
빨리이이이이이 서두르라고!
더는 못 기다려. 이 옷 당장 사야겠어.
이거 완전 미쳤다니까.
야, 진정 좀 해! 3주만 있으면 세일인데.
그땐 두 개는 살 수 있을걸.
뭔 소리야! 3주를 어떻게 참아.
당장 살 거야.
말 좀 들어! 넌 어떻게 참을
줄을 모르니.
또 시작이다. 우리 아빠처럼 말하네.
자제할 줄을 알아야 인생에서 성공한다나
뭐라나.
뭐, 아빠 말씀이 맞긴
하네.
야, 너 먼저 가.
나는 혼자서 갈게.

너는 걱정 마, 내가 대처할게!

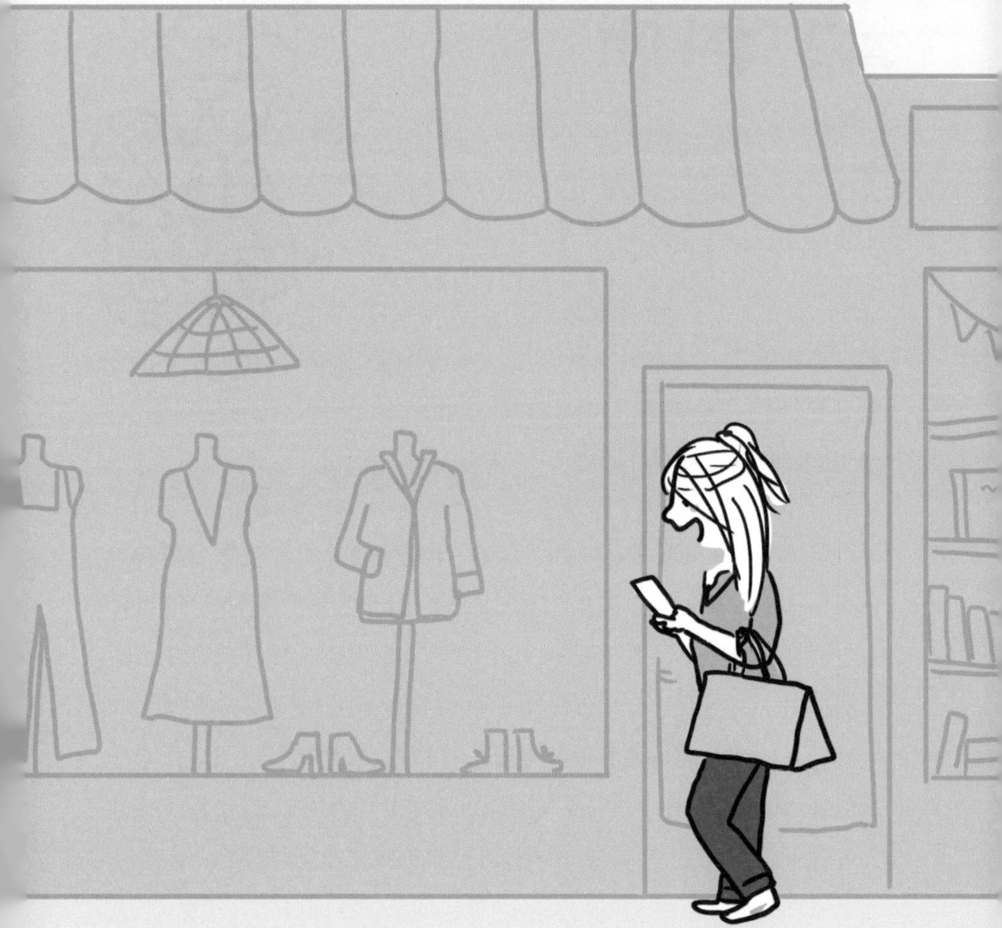

마시멜로를 지금 먹지 마!

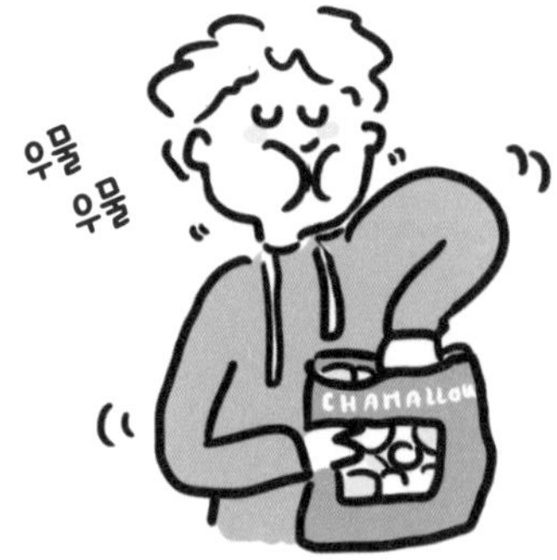

뇌는 자제력이 있어

학교가 끝나고 집에 돌아왔는데 뭔가 달콤한 것이 먹고 싶어. 초콜릿을 먹으려고 부엌에 왔는데, 오늘 저녁에 아빠가 네가 가장 좋아하는 음식을 만들어 주겠다고 한 게 떠오른 거야. 지금 초콜릿을 먹으면 저녁때 배가 별로 안 고파서 저녁을 맛있게 먹을 수 없을 거 같아. 초콜릿이 무척 먹고 싶기는 하지만, **뇌의 제일 앞쪽에 있는 전전두피질 덕분에 넌 자제할 수가 있어.** 바로 뇌의 이 영역 덕분에 우리가 욕망만 따르지 않고, 충동과 감정을 조절할 수 있는 거야. 또 전전두피질 덕분에 오래된 관성이나 나쁜 습관에서도 벗어날 수 있어. 전전두피질은 청소년기 내내 계속 발달해. 전전두피질이 덜 발달했기 때문에 청소년기에는 종종 자제력이 부족한 행동을 하게 되는 거야.

마시멜로 실험

자제력과 충동을 다스리는 능력이 어떻게 발달하는지를 알아보려고 연구자들은 아주 간단한 실험을 하나 생각해 냈어. 어린아이에게 마시멜로를 주면서, 지금 당장 한 개를 먹을 수 있지만, 기다렸다가 먹으면 한 개를 더 주겠다고 했지. 이 실험은 1970년대에 미국의 연구자 월터 미셸이 가장 처음 설계했어. 실험 대상은 4세~11세 아이들이었어. 월터는 이 실험을 통해 4세 아이들도 3분의 2 이상이 마시멜로를 먹기 전에 조금은 자제할 수 있다는 사실을 알아냈어. 실험 결과는 아이들 나이에 따라서 차이가 뚜렷하게 나타났지. 4세 아이들은 고작 3분의 1만 두 번째 마시멜로를 얻었던 반면에, 11세 아이들은 3분의 2가 넘는 아이들이 두 번째 마시멜로를 먹을 수 있었어.

나이가 들수록 좋아

그러니까 나이를 먹을수록 절제를 잘하게 되고, 스스로를 다스릴 수 있게 돼. 물론 기다리는 것쯤은 별일 아닐 거라고 생각하겠지. 그럴 만도 해. 너 같은 청소년에게는 마시멜로를 한 개 먹느냐 두 개 먹느냐가 그렇게 중요한 문제는 아닐 테니까!

그렇지만 마시멜로 대신 돈이라고 생각해 보면 어때? 그럼 조금 어려워지지? 지금 당장 100만 원을 받을 건지, 아니면 여섯 달 뒤에 130만 원을 받을 건지, 골라 보라고 하면? 아무래도 그렇게 간단한 문제는 아니지?

실험 결과를 보면, 청소년은 어른들에 견주어 지금 당장 적은 돈을 받겠다고 고르는 경우가 많았어. 그리고 똑같은 상황에서 어른들보다 전전두피질이 덜 활성화되었지. 청소년들이 어른보다 자제력이 부족한 까닭은, 전전두피질이 완전히 성장하지 않아서 그래.

대체 뭘 위해서 참는 거야?

과연 자제할 줄 아는 게 그렇게 중요할까? 미국 심리학자 테리 모핏이 실시한 연구를 보면 답을 얻을 수가 있어. 테리 모핏은 4세~11세 아이들이 학교 공부를 잘 해낼지, 또 청소년기에 위험한 행동을 할지를 지능(IQ)보다도 자제력을 통해 더 잘 예측할 수 있다는 사실을 밝혀냈어. 심지어 자제력을 통해 직업 생활을 성공적으로 할지, 신체적으로 정신적으로 건강할지, 또 성인기를 잘 보낼 수 있을지까지도 가늠해 볼 수 있어. 그러니까 스스로를 다스리고 충동을 조절하는 법을 익히는 게 앞으로 삶을 살아갈 때 아주 중요한 거야. 그렇다고 좌절할 필요는 없어. **네가 마시멜로를 당장 먹고 싶다고 해서, 네 삶이 실패할 거라는 뜻은 아니야!** 그저 수많은 요소들 가운데 한 가지일 뿐이니까.

이렇게 자신을 다스릴 수 있는 능력은 상황에 따라서 조금씩 다르게 발달해. '딱히 좋지도 않고, 싫지도 않아서' 감정과 크게 엮이지 않은 상황에서는 아무래도 자제력을 잘 발휘할 수 있겠지. 반대로 지금 100만 원을 받을지 여섯 달 뒤에 130만 원을 받을지를 골라야 할 때처럼 감정이 잔뜩 얽혀 있는 상황에서는 훨씬 더 어려울 거야. 심지어 더러는 더 나이 어린 아이들보다도 자제력을 잃을 수도 있고 말이야.

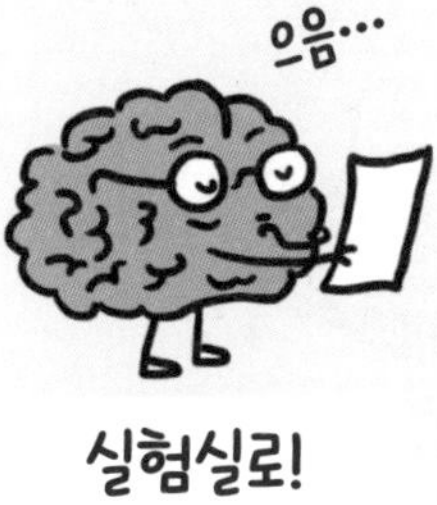

'고-노고(Go-NoGo)' 실험을 보여 줄게. 화면에 무표정한(포커 페이스 상태인) 얼굴이 나타나면 최대한 빨리 버튼을 눌러야 해. 하지만 기쁜 표정을 짓는 얼굴이 나타나면 버튼을 눌러서는 안 돼. 그러고는 기쁜 표정을 짓는 얼굴보다는 무표정한 얼굴을 훨씬 더 많이 보여 줘. 그러니까 실험에 참가한 사람들은 거의 항상 버튼을 아주 빨리 누르게 될 거야. 그래서 기쁜 표정을 짓는 얼굴을 봤을 때 버튼을 누르지 않도록 자제하기가 아주 어렵지. 이건 어린이와 어른보다는 청소년에게 훨씬 더 어려워. 이 실험을 통해 연구자들은 청소년의 **복부선조영역**이 더 강력하게 활동한다는 사실을 알아냈어. 복부선조영역은 기쁜 표정을 짓는 얼굴을 보여 줬을 때 특히나 보상에 예민하게 반응하는 뇌의 한 부분이야. **미소를 짓는 얼굴은 뇌의 입장에서는 일종의 보상인 거야!** 그렇지만 여기서 끝이 아니야. 복부선조영역의 활동을 조절하는 전전두피질도 활동이 적었어. 그러니까 네 뇌는 보상과 감정에는 더 민감하게 반응하지만, 한발 더 나아가 이런 것들을 다스리는 능력은 떨어진다는 뜻이야.

친구가 독이다!

그래서 보상과 감정이 얽혀 있는 상황에서는 스스로를 통제하기가 더 어려울 거야. 청소년들은 친구들과 시간을 많이 보내니까, 연구자들은 혹시 여럿이 같이 있을 때 자제력이 더 나아지는지를 알아봤어. 결과는 보나

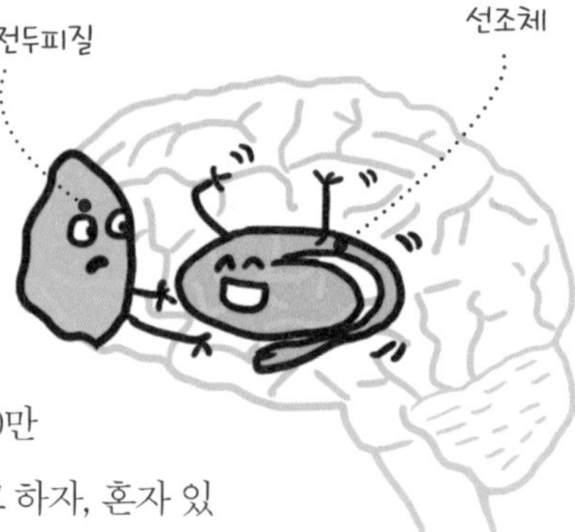

마나였지! 여럿이 있을 때는 결과가 더 나쁘다는 거야! 미국 연구자들이 청소년들에게 지금 바로 100만 원을 받는 것과 여섯 달 뒤에 130만 원을 받는 것 가운데 선택하라고 하자, 혼자 있을 때보다 지금 당장 100만 원을 받는 쪽을 더 많이 선택했어.

친구들 틈에 있을 때면 즉시 보상을 받는 쪽으로 마음이 더 끌려. 뇌에 있는 보상 체계가 훨씬 왕성하게 활동하기 때문이야. 더군다나 청소년기에는 전전두피질이 복부선조영역이 보내는 반응을 아직은 잘 통제하지 못해. 몇몇 연구자들은 청소년들이 친구들하고 함께 있을 때 말고 어른들과 같이 있을 때도 똑같은 현상이 나타나는지 궁금했어. 결과는 정반대였지. 어른들과 있을 때, 청소년들이 감정과 관련된 상황을 더 잘 통제한다고 해.

자제력도 훈련하면 키울 수 있어

어느 다른 일들과 마찬가지로, 자제력도 배우고 훈련하는 거야. 무술 같은 몇몇 운동은 자제력을 기르는 데에 도움이 돼. 운동을 하는 동안만이 아니라, 일상생활에서도 말이야. 우리는 실험을 통해 어떤 게임이 어린이와 청소년의 자제력을 길러 주는지 알아냈어. 바로 조각상 게임, '좋지도 않고, 싫지도 않아' 게임, 또 '배터플래시'나 '위선자 샐러드' 같은 보드게임이었지. 그저 곧바로 반응하지 않는 것만으로도 스스로를 다스리는 데에 도움이 되는 경우가 많아. 전전두피질이 가장 먼저 내보일 반응이나 대응을 통제할 수 있게끔 시간을 버는 거야.

욕망과 충동을 조절하는 또 다른 방법은 자기 감정에서 한 발 물러나 보는 거야. 가장 먼저 나타난 감정적인 반응을 객관적으로 바라보는 거지. 또한 제일 좋아하는 드라마 시리즈를 이어서 보지 않고 그만 멈추고 싶을 때 쓰면 효과가 좋은 방법이 있는데, 전혀 싫어하는 걸 머릿속에서 떠올려 보는 거야.

이렇게 조금만 연습하다 보면 스스로를 훨씬 잘 통제할 수 있을 거야!

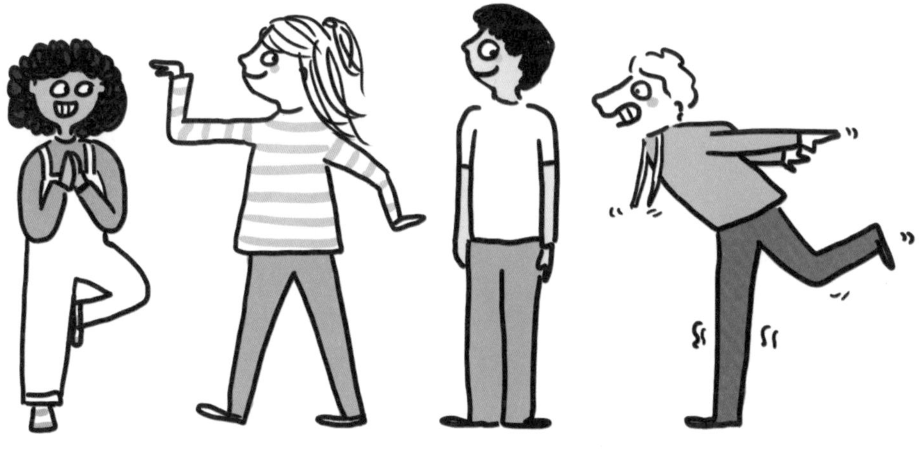

조각상 상태

엄빠를 함정에 빠뜨리는 법

뇌가 스스로를 통제하는 일이 얼마나 어려운지를 알아보려면
엄마 아빠에게 이 실험을 같이 해 보자고 해 봐.

1단계

엄마 아빠에게 아래 목록의 잉크 색깔을 크게 얘기해 보라고 해 봐.

노란색	파란색	주황색	검정색	빨간색	초록색	보라색
보라색	노란색	빨간색	주황색	초록색	검정색	빨간색
파란색	빨간색	보라색	초록색	파란색	주황색	보라색
파란색	보라색	주황색	검정색	빨간색	초록색	파란색
보라색	노란색	빨간색	주황색	초록색	검정색	노란색
파란색	빨간색	보라색	초록색	보라색	주황색	검정색
노란색	파란색	주황색	빨간색	검정색	초록색	보라색
보라색	노란색	빨간색	주황색	초록색	검정색	파란색
파란색	빨간색	보라색	검정색	초록색	파란색	주황색

시간을 잰 다음, 시간이 얼마나 걸렸는지를 메모해 둬.

2단계

이번에는 아래에 나와 있는
새로운 목록을 보면서
마찬가지로 잉크 색깔을
크게 얘기해 보라고 해 봐.

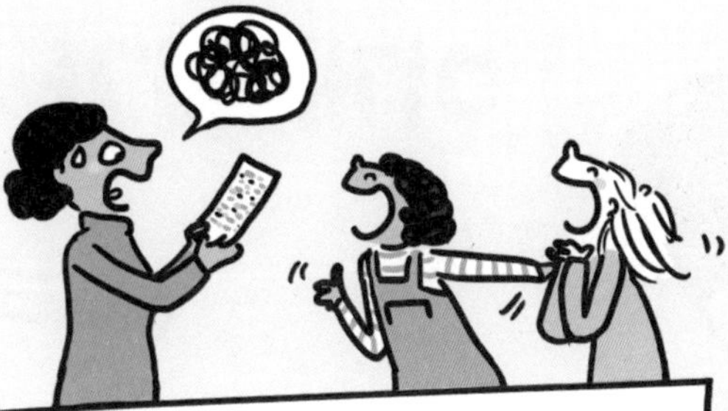

노란색	파란색	주황색	검정색	빨간색	초록색	보라색
보라색	노란색	빨간색	주황색	초록색	검정색	빨간색
파란색	빨간색	보라색	초록색	파란색	주황색	보라색
파란색	보라색	주황색	검정색	빨간색	초록색	파란색
보라색	노란색	빨간색	주황색	초록색	검정색	노란색
파란색	빨간색	보라색	초록색	파란색	주황색	검정색
노란색	파란색	주황색	빨간색	검정색	초록색	보라색
보라색	노란색	빨간색	주황색	초록색	검정색	파란색
파란색	빨간색	보라색	검정색	초록색	파란색	주황색

엄마 아빠가 색깔을 다 얘기하는 데 시간이 더 많이 걸렸다고?
당연한 일이야. 엄마 아빠의 뇌는 글자 색깔과
글자의 내용이 헷갈렸을 거거든.

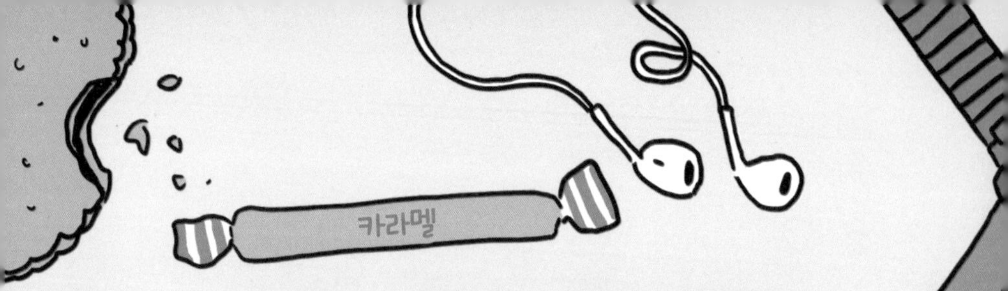

이게 뭐가 무서워?

8월 28일 일요일

어제 나엘과 막스와 같이 놀았다. 우린 유튜브로 청소년 셋이서 정신나간
도전을 하는 영상을 봤다. 옥상에서 번지점프를 한다거나, 폭죽과 불꽃을 터지는
와중에 가장 오랫동안 다리 위에 남아 있기나, 휘발유로 상반신에다 불을
붙인다거나 하는 일들이었다. 우리 셋은 이런 정신나간 짓에 관해 이야기를
나눴다. 막스와 나엘이 우리도 이런 도전을 찍어서 유튜브에 올리자고 했다.
기차역에 가서, 영화에 나오는 것처럼 ~~재[illegible]는~~ 열차에 올라타자고 했다.
나는 처음에는 조금 무서웠지만, 애들이 한참 동안 한숨을 쉬면서 계속 해야
한다고 우겼다. 결국 우리는 기차역으로 갔다. 나엘이 출발하는 열차 문에
올라타는 모습을 막스가 동영상으로 찍었다. ~~나엘을 정말 멋~~ 영상이 제대로 나왔다.
그다음은 막스 차례였다. 다음 열차가 오기를 기다리다가 막스가 문에 매달렸다.

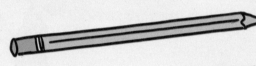

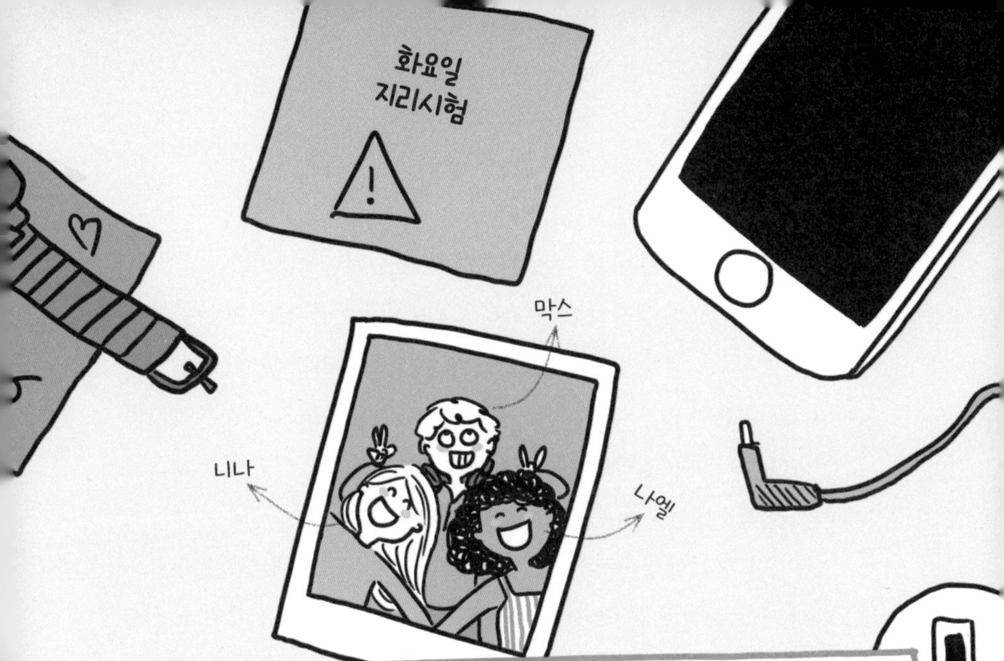

[redacted] 질렀고 우린 너무 무서웠다.
그러고는 한 손으로 매달려서 끝내주는 장면을 만들어 보려고 했지만 바닥에 떨어지고 말았다. 막스는 크게 비명을 질렀다. 우리는 막스가 잘못될까 겁에 질렸다. 막스는 발목을 삐끗하고 몸 이곳저곳에 상처가 났다. 우리는 막스를 집에 데려다주고는, 막스네 부모님이 너무 걱정하시지 않게 엄청나게 말을 지어냈다. 우리가 유튜브에 영상을 올리면 막스도 내일 함께 볼 수 있을 거다. 어쩌면 유튜브에 올리는 건 별로 안 좋은 방법일 수도 있다. 다른 사람들이 따라 할 수도 있으니까. 만약에 막스가 잘못 떨어졌으면 상황이 훨씬 심각했을 거다. 아무튼 나는 절대로 안 할 거다!

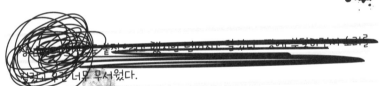

할 수 있을까, 없을까?

너는 틀림없이 이런 바보 같은 짓은 하지 않을 거라고(또 앞으로도 절대로 그럴 일은 없을 거라고) 생각하겠지. 그리고 청소년들이 실제로 이런 일을 벌이지는 않는다고 생각할 거야. 네 말도 어느 정도 일리가 있어! 이런 행동은 생각보다 흔한 일은 아니니까. 유튜브나 소셜 네트워크 서비스에서 조회수가 많이 나오는 영상도 아니지. 게다가 현실에서도 이런 무모한 도전에 나서는 청소년들은 아주 적은 수일 뿐이야.

그렇지만 그 사실 알아? 이렇게 극단적인 행동 말고, 담배, 술, 대마, 또는 그 밖의 마약 등에 손을 대거나, 피임을 하지 않고 성관계를 맺거나, 목숨 걸고 오토바이를 타는 일처럼 **위험천만한 행동을 하는 때가 청소년기라는 거 말이야.** 이런 위험한 행동들이 소셜 네트워크 서비스에는 잘 드러나지는 않는다고 해서 이런 행동이 너한테 별 영향이 없는 건 결코 아니야!

청소년의 사망률은 생각보다 높은 편이야. 심각한 병에 많이 걸리는 나이가 아닌데도 말이지.

위험을 감수한다는 것은 어떤 뜻일까?

아마 잘 모를 수도 있겠지만, **우리는 날마다 위험을 감수하면서 지내!** 아주 심각할 수도 있고, 비교적 가벼울 수도 있겠지만, 어쨌든 보통 사람들은 누구나 일상적으로 위험을 감수해야만 해. 예를 들면, 아침에 학교에 가면서 길을 건널 때는 늘 차에 치일 위험이 있지. 차가 멈추고 신호등에 초록 불이 켜졌을 때 횡단보도를 건넌다면 이런 위험은 아주 적을 거야. 그렇지만 눈을 가린 채로 차들이 오가는 도로를 건너라고 한다면 어때? 이때는 위험이 엄청나게 커지겠지.

이렇게 얘기하면 더 이해하기가 쉬울 거야. 네가 갓길에 있다 하더라도, 부모님 차에서 밖으로 나왔을 때 도로에서 차에 치일 확률은 100분의 1이야. 다시 말해, 이런 상황에서는 100명 가운데 1명이 차에 치인다는 뜻이지. 반면에 횡단보도에서 차에 치일 확률은 1백만 분의 1이야. 실제로 **위험이란 우리 뇌가 어떤 선택을 할 때 부정적인 결과가 생겨날 수 있는 확률이야.** 그러니까 어떤 일을 할 때, 부정적인 일이 벌어질 가능성이 높을 때면 더 큰 위험을 감수하는 거고, 그럴 가능성이 낮을 때면 적은 위험을 감수하는 거지.

무모한 도전

뇌가 위험을 평가하기란 정말 어려워. 우리 뇌가 어떤 결정을 내리려면 결과가 긍적적일지 부정적일지 가능성을 살펴보고, 무엇이 더 중대할지도 함께 따져 봐야 하거든.

예를 들어, 불에 잘 타는 물질을 몸에 붓고 불을 붙이는 파이어 챌린지를 한다고 해 보자. 화상을 입을 위험이 아주 높기 때문에, 상식적으로는 절대로 이런 도전은 해서는 안 돼. 그런데 이런 도전을 하는 사람들은 그냥 혼자서 하는 게 아니야. 이 사람들은 영상을 찍어서 소셜 네트워크 서비스로 퍼뜨리는 게 목적이거든. **그러면 얘기가 완전히 달라지지!** 왜냐하면 화상을 입을 가능성이 아주 크고, 또 무척 안 좋은 결과가 나올 게 뻔하지만, 도전을 했을 때 생길 수 있는 긍정적인 결과도 제법 크거든. (아무튼

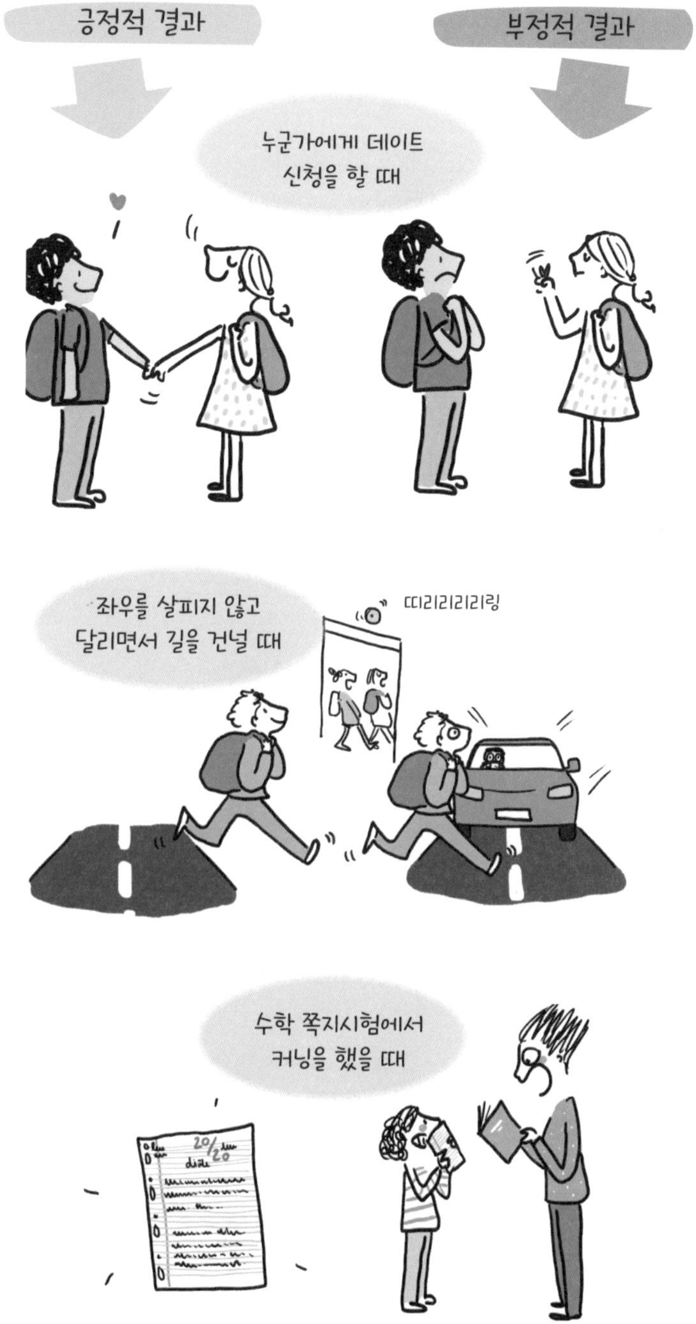
긍정적 결과
부정적 결과
누군가에게 데이트
신청을 할 때
좌우를 살피지 않고
달리면서 길을 건널 때
띠리리리리리링
수학 쪽지시험에서
커닝을 했을 때
20/20

그 사람들 뇌에서 생각할 때는 말이야.) 영상을 본 사람들은 난리가 날 테고, '좋아요'를 수도 없이 받고, 어쩌면 새로운 유튜브 스타가 될지도 모르는 일이니까! 이걸 보면, 일부 청소년들은 **유명도와 같이 아주 강력한 '사회적 보상'이 주어지면 이런 도전에 뛰어들 수도 있다**는 걸 이해하겠지? 건강에 어떤 위험을 끼치는지를 훤히 잘 알면서도 말이야.

사리분별을 못 할수록

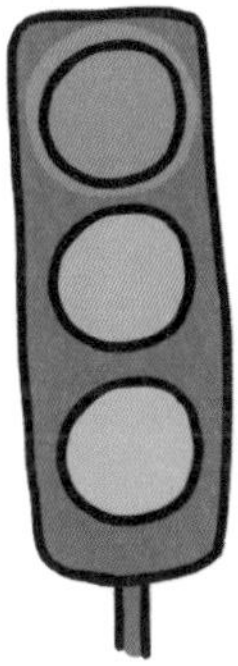

그렇다고 청소년들이 완전히 비합리적이거나 사리분별을 못 하는 건 아니야. 이런 무모한 도전을 하는 청소년들, 또는 위험한 행동을 하는 청소년들은 대부분 각각의 선택이 어떤 위험한 결과를 낳을지 합리적으로 판단할 수 있어. 실험실에서 선택지에 답하게 하는 실험을 할 때는 말이야. 그렇다면 왜, 청소년들은 일상생활에서는 위험한 결정을 하면서 실험에서는 합리적인 결정을 내리는 걸까?

실험실에 있을 때 청소년들이 어린이나 성인보다 딱히 위험을 더 감수하지 않았던 까닭은 혼자서 컴퓨터를 했기 때문일 거라고 설명하는 연구자들도 있어. **그러니까 청소년들은 자기가 아는 아이들이든, 모르는 아이들이든 간에, 다른 청소년들과 무리 지어 있을 때 더 위험한 결정을 내린다는 얘기지.**

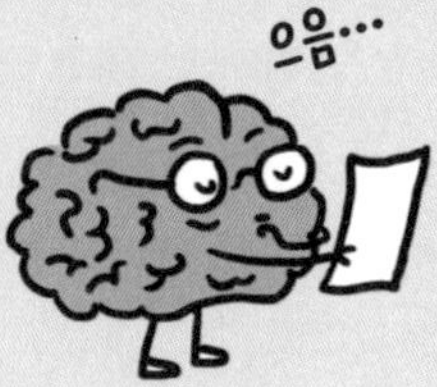

실험실로!

미국에서 시행한 한 실험에서 자동차 운전 시뮬레이션 실험을 했어 청소년이 혼자서, 또는 친구 두 명과 같이 참여할 수가 있었지. 이 실험에 같이 참석하는 친구들은 그 자리에 있을 수는 있었지만, 운전하는 친구가 어떤 결정을 내리는지에는 개입할 수 없었어. 게임의 규칙은 아주 간단했어. 참가자는 자동차를 운전해서 결승선까지 들어오는 시간에 따라 점수를 얻는 거지.

빠를수록 점수를 더 많이 얻을 수 있어. 게임을 하는 사람은 교차로에서 빨간불을 보고 멈춰 설지, 아니면 그냥 갈지를 결정해야 해. 멈추지 않고 그냥 가면 3초를 단축할 수 있지만, 이때 멈추면 6초를 기다려야 해. 그리고 빨간불을 무시하고 가다가 사고가 날 확률은 50%고. 그 결과, 청소년들이 혼자서 게임을 할 때는 어른보다 딱히 더 위험을 감수하지는 않았어. 반면에 친구들이 같이 있을 때는 위험한 행동을 더 많이 했지.

이 실험을 통해 **청소년기에 어떤 결정을 내리거나 위험을 얼마나 감수하는 행동을 하는 것은 어른들의 결정보다는 친구들이 함께 있느냐 없느냐에 따라 영향을 더 많이 받는다는 사실**을 알 수 있어.

뇌 속에서는 어떤 일이 일어날까?

실험을 할 때 MRI로 청소년들의 뇌에서 일어나는 활동을 촬영했어. **청**

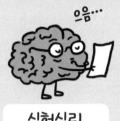

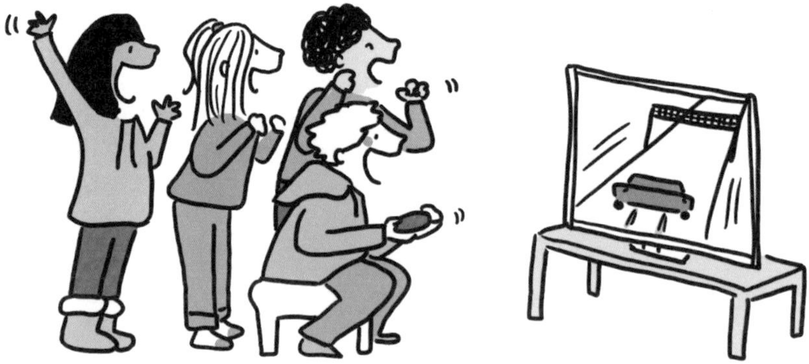

소년들이 혼자서 게임을 할 때와 무리 지어 게임을 할 때, 각각 뇌의 어떤 영역이 활성화되는지를 비교했지. 연구자들은 친구들과 함께 있으면 대뇌변연계의 일부인 복부선조영역의 활동이 달라진다는 사실을 증명해 냈어. 복부선조영역은 우리가 '보상'을 받을 때 느끼는 감정과 관련이 있는 영역이야.

예를 들어, 누군가가 너한테 돈을 주었을 때에도 똑같은 영역이 활성화돼. 그러니까 복부선조영역은 모든 종류의 보상과, 그 보상과 관련 있는 감정을 다루는 곳이야. 너한테 웃어 주는 사람이라든지, 친구들이 너한테 감동을 받았다든지, 지금 플레이하는 게임에서 점수를 얻는다든지, 소셜 네트워크 서비스 포스팅에 '좋아요'를 받는 일 같은 거 말이야.

이 실험을 통해 **청소년들은 친구들이나 또래 아이들과 같이 있을 때 보상에 더 민감해진다는 사실을 알 수 있어. 그러니까 더 큰 위험을 감수하는 행동을 하는 거야.** 다음에 네가 선택을 내려야 하는데 친구들이랑 같이 있다면, 잠깐 시간을 두고 생각해 봐. 과연 똑같은 상황에서 혼자였다면 어떻게 행동했을지 말이야.

한계를 시험해 보자!

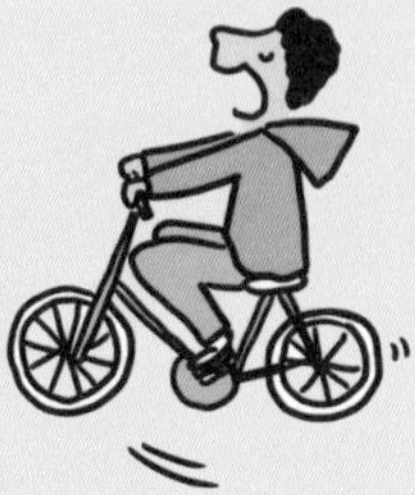

그런데 너는 미친 짓을 하는 편이야,
아니면 가만히 있는 편이야? 시험해 봐!

체육 시간에 친구들이 뒤로 공중돌기에 해 보라고 해. 선생님이 절대 하면 안 된다고 한 건데.

- ⚠ 이쯤이야 껌이지! 생각해 볼 것도 없이 당장 할 거야.
- ⊖ 뒤로 공중돌기는 애초에 할 줄 모른다고 말할 거야.
- ⇧ 절대로 안 해. 목이 부러지고 싶지는 않으니까.

반 아이들이 전부 다 틱톡에서 유행하는 챌린지 얘기를 하고 있어. 그 챌린지 때문에 벌써 몇 번 사고가 일어났는데…

- ⚠ 엄청 재밌겠다! 친구들에게 해 보자고 할 거야.
- ⇧ 재밌어 보이긴 하지만 좀 위험하니까 안 하는 편이 낫겠어.
- ⊖ 테오가 같이 하자고 불렀는데 하기가 망설여져.

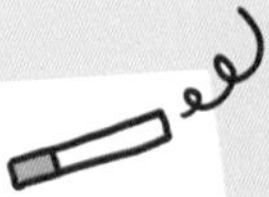

우리 반에서 제일 인기 많은 아이 집에서 파티가 열렸어. 아이들이 처음으로 담배를 피워 보라고 권해.

- ⇧ 거절할 거야. 건강에 나쁘다는 걸 잘 알고 있으니까.
- ⊖ 벌써 한 번 피워 봤다고 대답할래.
- ⚠ 피워 볼래! 그러면 인기 있는 애들이랑 어울려 다닐 수 있을 거야.

친구들 사이에서 뒷바퀴로만 자전거를 타는 게 유행이야. 친구들이 네가 겁이 많다면서 놀려.

- ⚠ 애들 앞에서 뒷바퀴로만 자전거를 타면서 겁이 많지 않다는 걸 보여 줘.
- ⊖ 성공할 때까지 집에서 연습할 거야.
- ⇧ 애들 얘기는 무시할 거야. 몸을 다치고 싶지는 않으니까!

알렉스에게 데이트 신청을 하고 싶은데 어떻게 해야 할지 모르겠어.

⊖ 알렉스가 다가올 때까지 기다릴 거야. 굳이 내가 애쓸 필요는 없잖아?

⚠ 용기를 내서 알렉스에게 물어볼 거야.

⇧ 친구 니나에게 대신 좀 말해 달라고 부탁할래.

다음에 볼 수학 쪽지시험이 엄청 어려울 것 같아. 게다가 선생님이 교실을 오가면서 눈에 불을 켜고 우리를 감시해.

⇧ 역대급으로 복습하고 공부하는 거야!

⊖ 니나 옆에 바싹 붙어 앉아야겠어. 니나는 수학을 엄청 잘하니까, 살짝 답을 알려 줄 수 있을 거야.

⚠ 커닝 페이퍼를 준비해서 계산기에다 숨겨 둘 거야. 선생님은 못 보겠지, 안 그래?

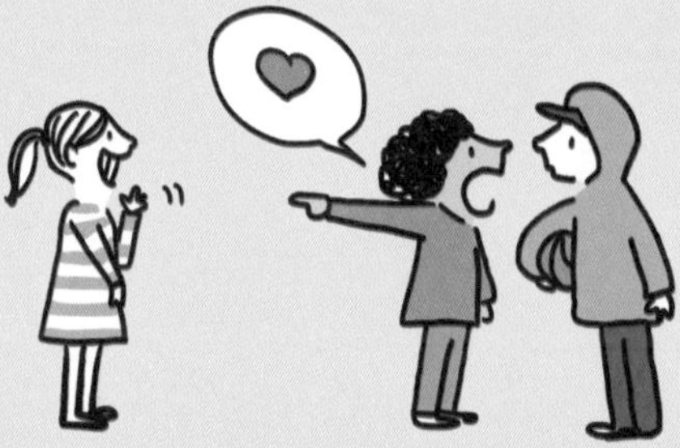

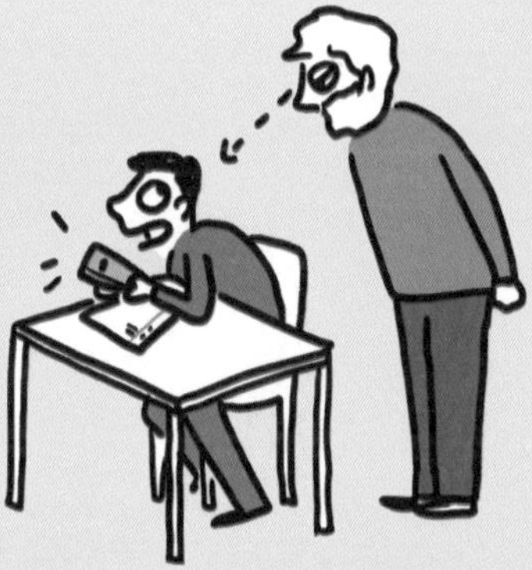

⚠가 가장 많은 경우

위험을 감수하는 걸 좋아하는구나! 위험한 상황을 맞닥뜨리게 되면, 행동하기 전에 잠시 멈춰서 네가 하려는 일이 어떤 결과를 불러일으킬지를 곰곰이 생각해 봐.

⊖가 가장 많은 경우

위험한 행동을 하고 싶은 마음은 들지만, 행동하기에 앞서 생각을 하는구나. 잘하고 있어.

⇧가 가장 많은 경우

위험이랑은 거리가 멀구나! 그렇지만 주의해. 위험을 완전히 피하는 것만이 매번 좋은 해결책은 아니거든. 심각한 결과가 일어나는 게 아니라면, 위험을 감수해 봐도 괜찮아!

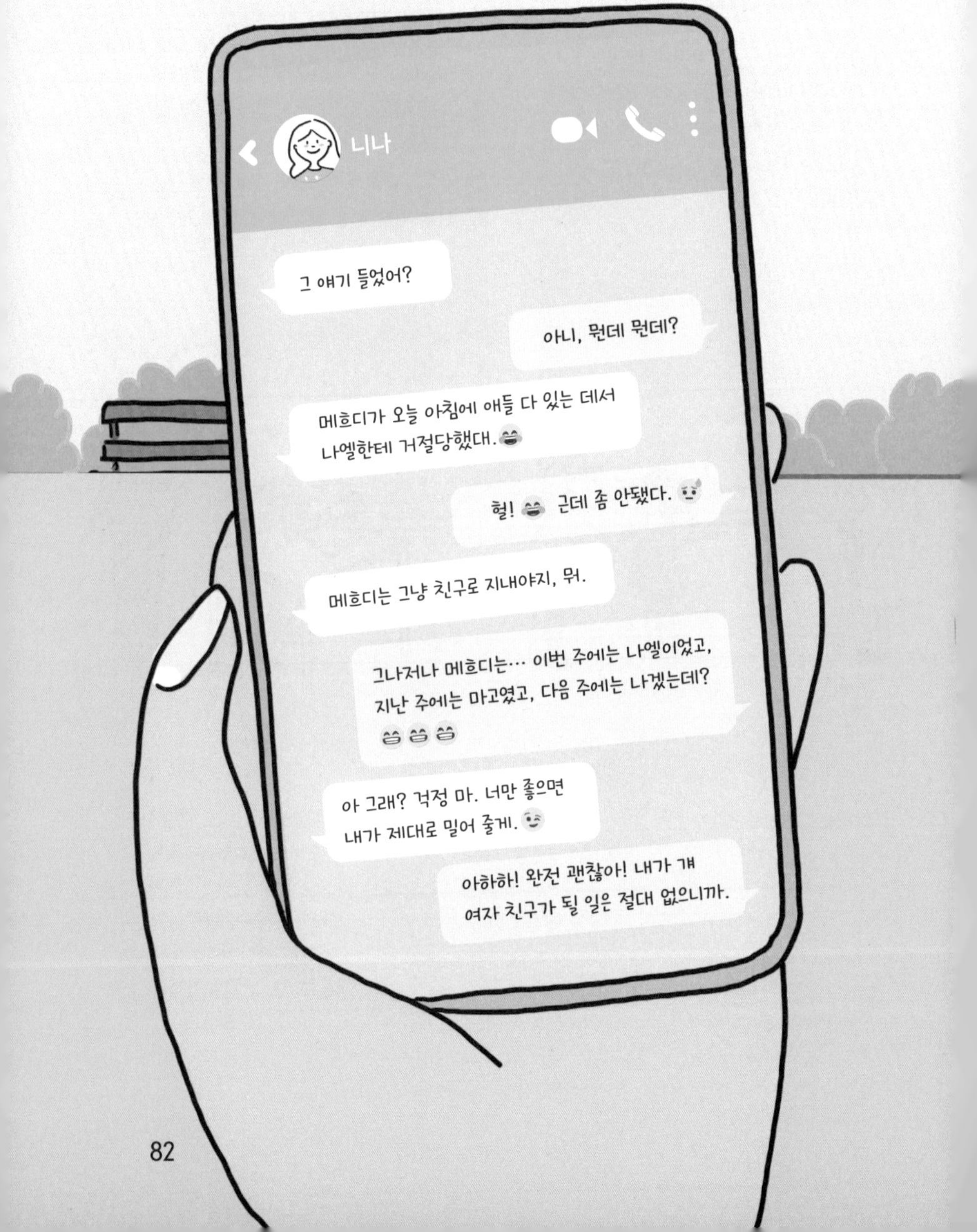
니나
그 애기 들었어?
아니, 뭔데 뭔데?
메흐디가 오늘 아침에 애들 다 있는 데서
나엘한테 거절당했대.
헐! 근데 좀 안됐다.
메흐디는 그냥 친구로 지내야지, 뭐.
그나저나 메흐디는… 이번 주에는 나엘이었고,
지난 주에는 마고였고, 다음 주에는 나겠는데?
아 그래? 걱정 마. 너만 좋으면
내가 제대로 밀어 줄게.
아하하! 완전 괜찮아! 내가 걔
여자 친구가 될 일은 절대 없으니까.

나, 친구, 연인

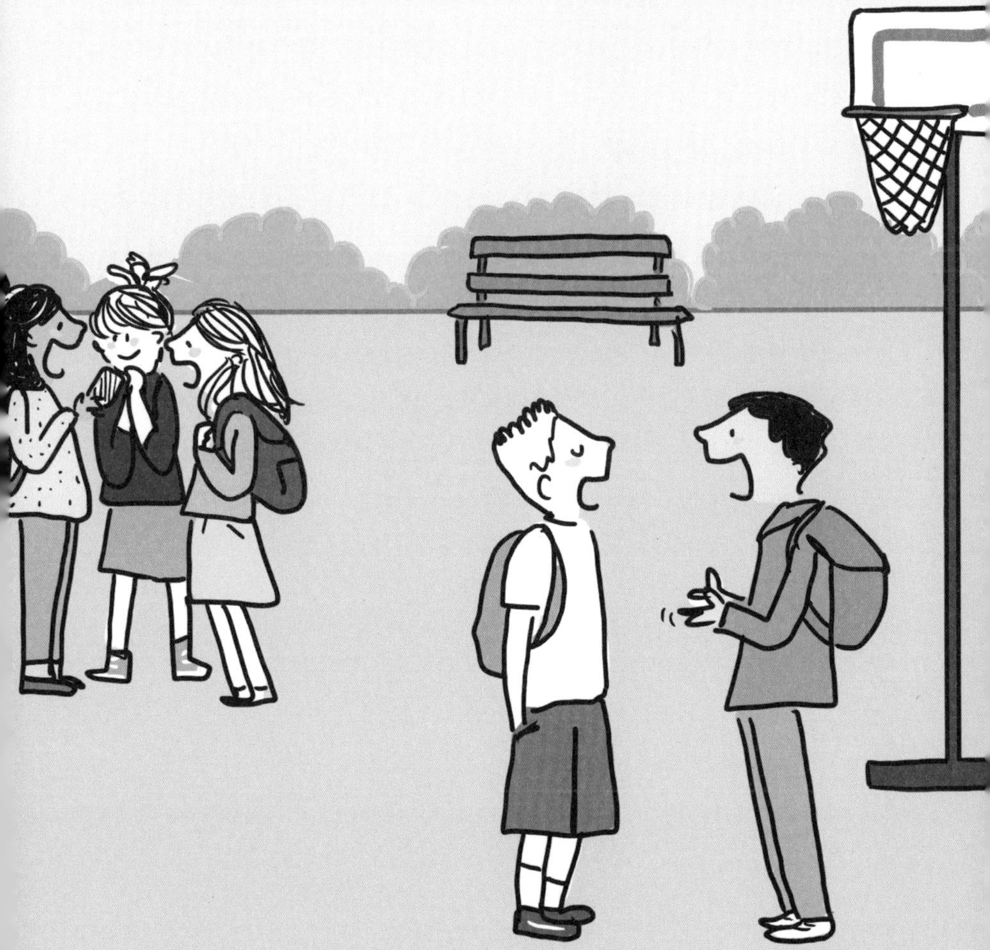

다른 사람들이 필요해

사람한테 꼭 필요한 기본적인 것들은 먹고 마시고 자는 일만이 아니야. 살아가려면 다른 사람들이 필요하거든. 사람은 태어나면서부터 자기를 보살펴 주는 사람들과 정서적인 관계를 맺어. 부모님, 형제자매, 유모, 또 커서는 친구들과 관계를 맺지. 어린 아기는 울거나 웃으면서 자기가 필요한 것들을 표현해. 아기에게는 울거나 웃는 것이 관계를 맺고, 주변 사람들과 정서적인 유대를 맺는 방법이지. 이런 유대는 단순히 아기가 음식을 먹는 데만 필요한 게 아니야. 아기가 충분히 안정감을 느끼면서 잘 발달하기 위해서도 꼭 필요해.

자연에서도 마찬가지야. 부모라든가 자기 무리에 있는 어른 동물들과 끈끈한 정서적 유대를 맺지 못하면 죽을 수도 있어. 이런 유대를 **'애착'**이라고 해. 처음에는 가족들과 애착 관계를 맺다가, 나중에는 친구들과도 애착 관계를 만들지. 청소년이 되면 부모님과 보내는 시간은 점점 줄어들고, 친구들과 지내는 시간이 더 늘어나. 친구들과 맺는 관계는 부모님과 맺는 관계와는 조금 달라. 누구에게도 억지로 언제까지나 친구가 되어 달라고 할 수 없지만, 부모님은 언제나 부모님으로 남아 있기 때문이지!

친구가 없으면 절대로 안 된다고!

친구들이란 여러 활동을 함께하는 사람들이야. 운동을 하거나 영화관에 가는 것처럼 말이야. 그렇지만 무엇보다도 네가 어려운 일을 겪을 때 의지하는 사람들이지. 그러니까 네가 인스타그램, 틱톡, 아니면 톡에서 알고 지내는 사람들 200명은 친구가 아니야. 친구란 함께 시간을 보내고 또 진심으로 너를 생각해 주는 사람들이지. 어떤 청소년들은 친구가 정말 많기도 하고, 또 어떤 청소년들은 친구가 훨씬 적기도 해. 하지만 수가 중요한 게 아니야! 친구는 생활에 안정감을 주는 존재야. 걱정거리가 생기거나 무언가 문제가 있을 때면 친구를 찾아가 힘을 얻으니까 말이야.

더 어릴 때는 부모님이 이런 역할을 맡았어. 그렇지만 청소년기에 접어들면서 삶에서 친구가 차지하는 비중이 점점 커지게 돼. 친구가 어떤 생각을 하는지, 무얼 좋아하는지, 어떤 걸 중시하는지, 친구들 의견을 신경 쓰게 되지. 친구들 의견이나 조언이 가족들이 얘기하는 것보다도 더 중요하게 여겨질 때도 많아. 청소년기에는 친구들에게 인정받는 게 아주 중요한 일이거든. 그렇지만 주의해야 해. 그렇다고 해서 친구들이 하자는 대로 전부 다 해야 한다는 뜻은 아니니까!

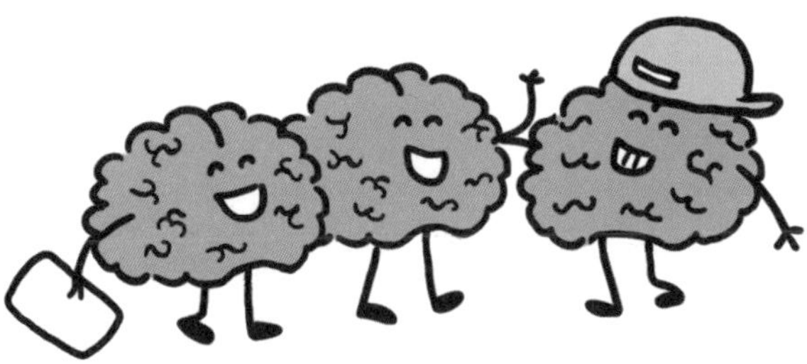

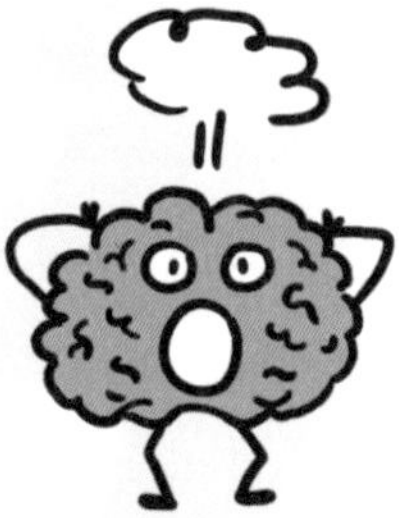

장난 아닌데!

친구들이랑 같이 웃으면 몸과 마음 건강에 모두 좋아! 웃으면 몸에서 엔도르핀이 나오거든. 엔도르핀은 스트레스를 줄여 주고 행복감을 높여 주는 호르몬이야. 웃으면 혈액 순환도 원활해지면서 근육도 이완되고, 뇌에 산소가 공급되지.

영향을 받는다니까!

어른들이 자주 이런 얘기를 할 거야. 친구들한테 너무 많이 영향을 받지 말고, 또 친구들이 하자는 대로 다 따라 하려고 하지 말라고 말이야. 아주 틀린 얘기는 아니야. 청소년기에는 친구들이 어떤 결정을 내리는지에 더 민감하게 반응하니까. 그렇지만 그건 부모님도 마찬가지야. 부모님들 스스로는 다른 사람들이 어떤 선택을 하는지 영향을 받지 않고 결정을 내린다고 생각하더라도 말이지.

실제로 **우리는 모두 다 사회적인 압력에 민감하게 반응해.** 덕분에 사회를 이루는 규칙을 받아들이고 존중하며 살아갈 수 있지. 그래서 사회적 압력은 중요해. 설령 규칙과는 다르게 행동하고 싶은 경우에도 말이야. 예를 들어, 우리는 학교에서는 선생님과 다른 학생들을 존중해야 한다는 사실을 잘 알고 있어. 수업이 재미없다고 해서 수업 중에 교실을 나가서는 안 되고, 또 너와 생각이 다르다고 해서 다른 친구에게 욕을 해서도 안 되

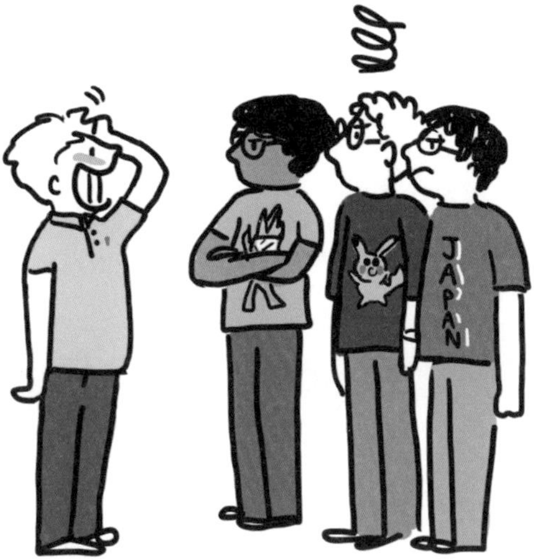

지. 슈퍼마켓에서 돈을 내지 않고 마음대로 물건을 그냥 들고 나오면 안 되는 것도 마찬가지 이유야.

사회의 여러 집단에는 규칙이 있어. 때로는 너무나 당연해서 굳이 규칙을 똑똑히 밝힐 필요조차 없는 때도 많지. 이를테면, 어느 게임의 팬 모임에 들어가려고 한다고 해 봐. 모임에서 나가서 거기 모인 사람들이 제일 좋아하는 그 게임을 별로라고 한다면 금세 모임에서 쫓겨날 수 있어. 이처럼 우리는 오로지 어떤 무리의 사람들과 어울리려고 그 사람들과 똑같이 행동할 때가 많아.

뛰어 보라고 하면 뛸 거야?

유명한 미국 심리학자 솔로몬 애쉬는 어른들도 다른 사람들 반응에 영향을 받을 수 있다는 사실을 처음으로 밝혀냈어. 솔로몬 애쉬는 실험에서

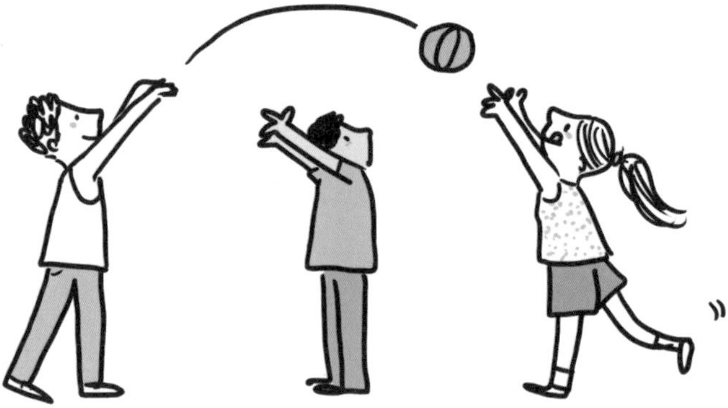

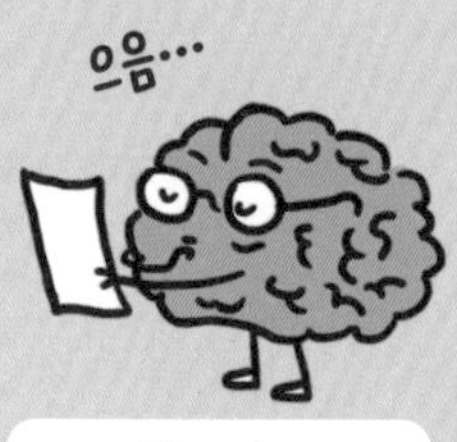

'사이버볼' 게임을 이용해서 청소년과 어른이 무리와 어울리지 못한다고 느낄 때 어떻게 반응하는지를 연구한 실험이 있어. 이 실험에서 참가자들은 세 사람이 가상의 공을 서로 주고받으면서 누구에게 공을 보낼지를 결정하는 게임을 해. 게임이 끝나 갈 무렵이 되면, 다른 두 사람이 실험 참가자에게 더 이상 공을 보내지 않도록 설계를 했지.

어른과 청소년 모두 게임에서 배제되었을 때 부정적인 감정을 느끼는 건 똑같았어. 그렇지만 청소년들이 훨씬 강하게 감정을 느꼈지. 자신을

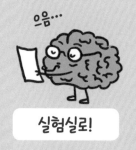

참가자에게 작은 막대기를 하나 보여 주었어. 그다음에 다른 막대기 세 개를 보여 주면서, 맨 처음에 봤던 막대기와 똑같이 생긴 막대기가 무엇인지 골라 보라고 했어. 매번 대답이 명확하게 나왔지.

그런데 이 실험이 재밌는 점은, 여섯 사람이 앞서 대답을 한 다음에 실험 참가자가 대답하도록 했을 때야. 앞서 대답을 하는 사람은 솔로몬 애쉬가 미리 정해 놓은 대답을 하도록 했어. 여섯 사람은 어떨 때는 올바른 답을 얘기했지만, 어떨 때는 모두 다 잘못된 답을 말했어. 그렇게 잘못된 답을 말했을 때, 일곱 번째로 대답하는 실험 참가자는 그게 오답이라는 사실을 잘 알고 있으면서도, 다른 사람들과 똑같은 답을 말해서 오답율이 30%를 넘었어!

똑같은 상황일 때, 청소년들은 어린이나 어른에 견주어 오답이라는 사실을 알면서도 무리에 있는 다른 사람들 의견을 따라가는 경우가 더 많았

배제한 게임 참가자에게 벌을 주겠냐는 질문을 하면, 청소년들은 망설임 없이 혹독한 벌을 주겠다고 했어. **무리에서 배제된다고 느끼면 청소년들은 특히나 견디기 힘들어하기 때문이야.** 청소년들의 뇌에서는 전전두피질이 덜 활성화되어 있어서, 배제당했다는 사실 때문에 더 크게 비참함을 느껴. 그러니까 전전두피질은 부정적인 감정을 조절하고 지나치게 폭력적으로 반응하지 않도록 해 주는 데 아주 중요한 역할을 맡고 있어.

전전두피질은 청소년기 내내 계속해서 발달해. 청소년기에는 전전두피질이 덜 발달했기 때문에 배제당했다고 느꼈을 때 반응을 다스리기가 더 어려워.

어. 답이 뚜렷하지 않거나, 친구가 다른 답을 말하는 역할을 할 때면 정도가 더 심했지. 그러니까 **청소년기에는 친구들이 어떤 선택을 하는가에 따라 영향을 많이 받는다는 사실**을 잘 알고 있어야 해. 그리고 사회적 압력에 저항하는 법을 익혀야 하지. 특히 친구들이 아무런 행동이나 막 할 때면 더더욱 말이야. 말은 쉽지만 행동으로 옮기기는 어려워. 친구들과 똑같이 행동해야 같이 어울릴 수 있으니까 말이야.

그러면 사랑은 어떤데?

친구 관계처럼 청소년기에는 연인 관계도 중요해. **우리는 청소년기에 겪는 사랑과 관련된 추억을 평생 기억하고는 해.** 아주 강렬하기 때문이야!

처음 연인 관계를 맺으면 기분이 좋아지고 더할 수 없는 행복을 느껴. 연구자들은 우리 뇌 속에 이런 감정을 불러일으키는 원인이 무엇인지를 알아보는 실험을 했어. 막 연인이 된 실험 참가자들에게 좋아하는 사람의 사진과 모르는 사람의 사진을 각각 보여 주었어. 좋아하는 사람의 사진을 볼 때면 보상 체계와 관련이 있는 대뇌변연계의 여러 영역들이 활발해지면서, **기쁨을 불러일으키는 호르몬인 도파민이 분비되었지.** 바로 이 도파민이 행복한 상태를 만들어 내는 거야.

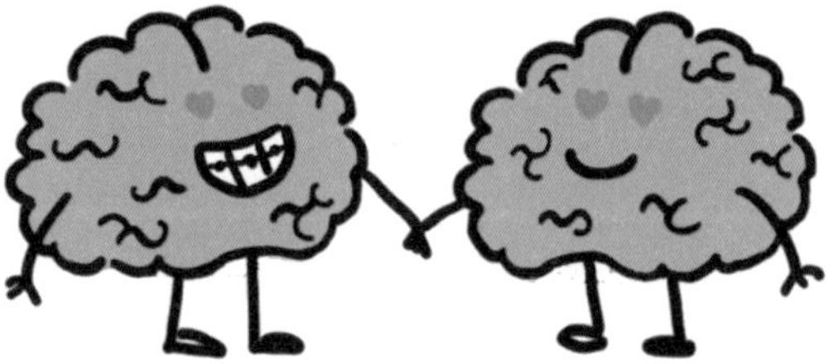

이별을 하고 나면 상실감을 느끼는 것도 이것 때문이기도 해. 연구자들이 실험 참가자들에게 헤어진 애인의 사진을 보여 주자, 뇌에서 보상 회로와 관련이 있는 영역과 더불어 감정을 조절하는 일과 관련이 있는 영역도 함께 활성화되었어. 마치 뇌가 헤어진 애인과 관련된 긍정적인 감정과, 이별과 관련된 부정적인 감정 사이에서 갈등하는 것 같았지. 이런 갈등 때문에 감정을 조절할 수밖에 없었던 거야. 그렇게 쉬운 일은 아니지!

내가 친구에게 바라는 건 뭘까?

언제나 네 얘기에 귀를 기울일 준비가 되어 있는 친구들은 모든 것을 나눌 수 있는 존재야. 걱정거리도, 차마 털어놓기 힘든 비밀도, 신나는 일도, 충격을 받은 일도 말이지. 뭐, 그렇지만 우정이 항상 그렇게 단순하지만은 않지…. 네가 친구들에게 무얼 기대하는지에 따라서 친구들과 맺는 관계가 달라지기도 해.
과연 너는 우정을 어떻게 바라보고 있을까?

오늘은 정말이지 고민이 많아.
아! 저기 같이 어울리는
친구들이 보이네.

★ 잘됐다! 고민을 전부 다 털어놓을 수 있겠어. 친구들이 기운을 북돋아 줄 거야.

● 망설여지는걸…. 니코는 결국 또 자기 얘기만 할 거라고.

선생님이 안 와서
마지막 수업이 취소됐어.
이 시간에 너는…

★ 친구들하고 같이 놀 거야! 그게 더 하고 싶은 일이니까.

● 집에 가서 보던 시리즈를 마저 볼 거야. 과연 내 단짝 친구들이 나를 이해해 줄지는 모르겠어.

나엘네 집에 놀러 가서 저녁을
먹고 잘 놀고 있었어.
그런데 갑자기 친구들이
너랑 거리를 두는 것 같아.

★ 그냥 내버려 둬. 내가 잘 아는 애들이야. 분명 공통적인 얘깃거리가 있어서 얘기하는 중일 거야.

● 걱정스럽네. 혹시 나를 보면서 깔깔대는 게 아닐까?

새로 전학 온 이네스가 엄청
인기가 좋아. 똑똑하고 재밌어서
네 친구들하고도 전부 완전 잘 지내.

★ 잘됐다! 같이 놀 친구가 하나 더 생겼네.

● 그런데 조금 겁이 나기는 해. 친구들이 나보다 이네스를 더 좋아할지도 모르잖아.

친구들한테만 털어놓을 수 있는 큰 문제가 하나 생겼어. 그런데 친구들이 자기들끼리 얘기를 하고 있네.

★ 별일 아니야. 얘기를 다 마치고 나면 내게 와서 힘을 불어넣어 줄 거야.

● 이렇게 나한테 관심이 없다니 화가 나네.

친구들이랑 같이 있지 않을 때면…

★ 어떤 식으로든 곧 또 만날 거라는 사실을 잘 알지.

● 친구들하고 연락을 하려고 해. 친구들이 나를 잊어버리면 어떡해!

너를 놀리려고 할 때면 친구들은 네가 이렇다고 말하지…

★ 무심하대.

● 질척거린대.

제일 친한 친구가 자기 가족들하고 같이 휴가를 가자고 초대했어.

★ 신난다아아아아아아아아아아아! 당장 달려 나가서 온 동네에 자랑할 거야.

● 뭔가 좀 의심스러워. 정말로 나랑 같이 놀러 가고 싶은 게 맞는 걸까?

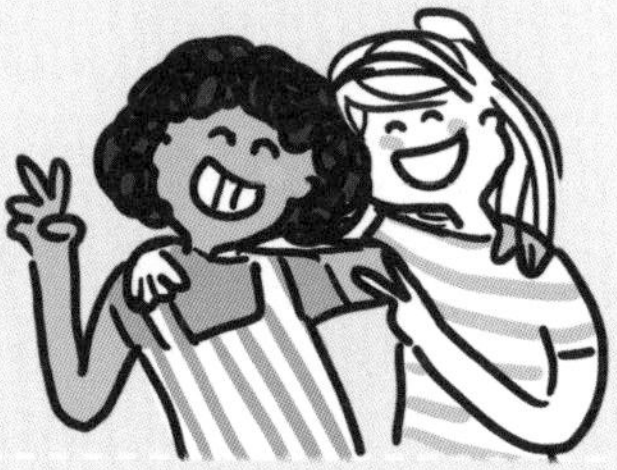

★가 가장 많은 경우

친구들과 신뢰가 두터운 편이네. 언제든 친구들에게 의지할 수 있다는 사실을 알고, 네 생각을 자유롭게 드러낼 수 있다고 느끼며, 또 친구들이 있는 그대로의 너를 소중히 여겨 준다고 생각해.

●가 가장 많은 경우

친구들에 대해서 싫기도 하고, 좋기도 한 양가적 감정을 가지고 있네. 과연 정말로 친구들을 믿을 수 있는지 완벽하게 확신이 들지는 않는 상태야. 우정에 대해서 의심하는 마음이 있어서 진정한 친구들이 맞는지 확인해야 하는 때가 많을 거야.

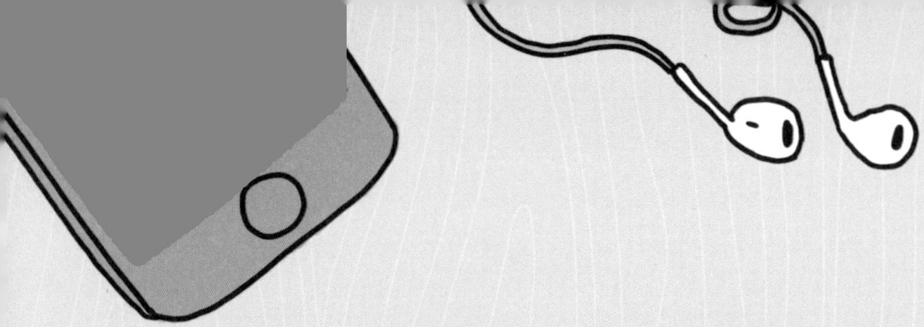

이건 말도 안 돼!

2월 1일

완전 미쳤다. 나엘이 너무 말도 안 되는 일을 겪었다. 엄청 크게 소리 지르고 싶다. ~~화가 치밀었다~~. 어제 학교 끝나고 나엘이랑 같이 집으로 왔다. 그때까지는 다 괜찮았다. 우리는 공원에 가서 막스를 만났다. 그 전날 나엘이 막스한테 만 원을 빌려줘서 그걸 돌려받아야 했기 때문이었다. 전날에 막스는 점심을 굶어야 할 상황이었다. 막스의 엄마가 열쇠를 가지고 나가서 집에 돌아갈 수가 없었기 때문이다. 나엘은 제일 좋아하는 만화 시리즈 신간을 사려고 모아 두었던 용돈을 곧바로 막스에게 줬다.

공원에 가니 막스가 친한 친구들이랑 같이 노느라 ~~처음에는~~ 우리를 신경도 안 썼다. 나엘과 나는 얘기를 나누면서 막스를 기다렸다. 나엘은 성격이 좋아서 티는 안 내는 것 같았지만, 그래도 막스가 계속 알은체를 안 하니까 점점 짜증이 나는 게 느껴졌다.

시간이 흐르고, 나엘은 막스한테 가서 만 원을 돌려 달라고 했다. 애들이 다 있는 데서 막스가 갑자기 나엘한테 싸움을 걸었다! 처음에는 장난치는 정도였다. 솔직히 그때는 나도 재밌다고 생각했다. 막 웃음이 터졌으니까.

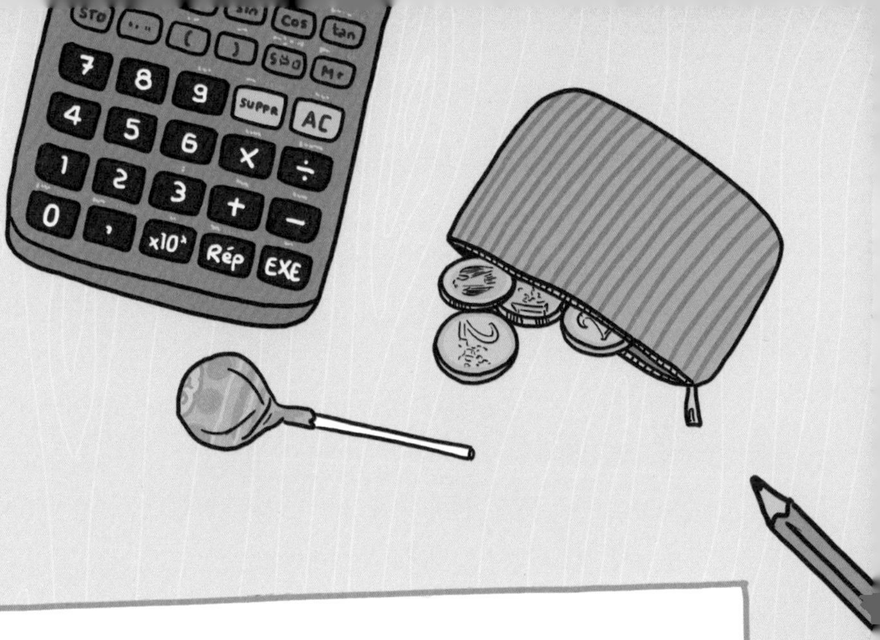

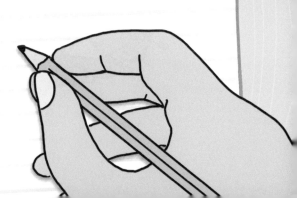

그런데 조금 뒤에는 막스가 나엘더러 쪼잔하다고 하면서, 만 원은 자기한테 빌려준 게 아니라 그냥 준 돈이었다고 하는 거다. 그러고는 막스 친구들도 전부 한 마디씩 보태며 "돈 타령만 한다"면서 나엘을 몰아갔다. 나엘은 결국 더 이상 말을 못 하고 돌아갈 수밖에 없었다. ~~나엘은 울면서 가 버렸고, 붙잡을 수조차 없었다.~~ 오늘 나엘이 교실에 들어오자 아이들이 전부 다 나엘은 자기만 생각하는 이기적인 애라면서 나쁜 소리를 해 댔다. 젠장! ~~애들이 전부 다 싫다. 막스는 항상 거짓말만 한다. 앞으로 어떤 어려운 상황에 놓인다 해도 절대로 막스를 도와줄 일은 없을 거다.~~

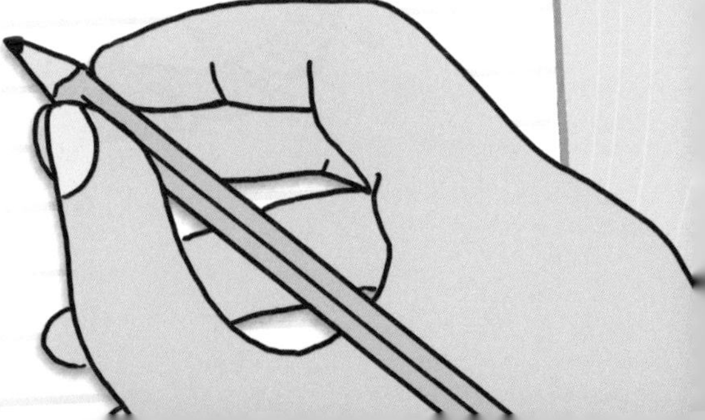

청소년은 구두쇠가 아니야!

무언가를 주고, 나누고, 다른 사람을 돕는 일을 친사회적인 행동이라고 해. 우리가 사회 속에서 살아가는 데 필요한 아주 중요한 행동이지. 아주 어릴 때부터 부모님은 다른 사람들에게 주의를 기울이는 법을 가르쳐 주셨어. 이를테면 생일에도 이기적으로 굴지 말고 생일 케이크를 다른 친구들이랑 나눠 먹어야 한다고 일러 주셨지. 그러지 않으면 외톨이가 될 거라고 하면서 말이야. 네가 그동안 부모님이나 어른들한테서 들었을 법한 얘기와는 달리, 청소년들은 그렇게 이기적이지 않아.

우리는 커 가면서 훨씬 더 너그러워져!

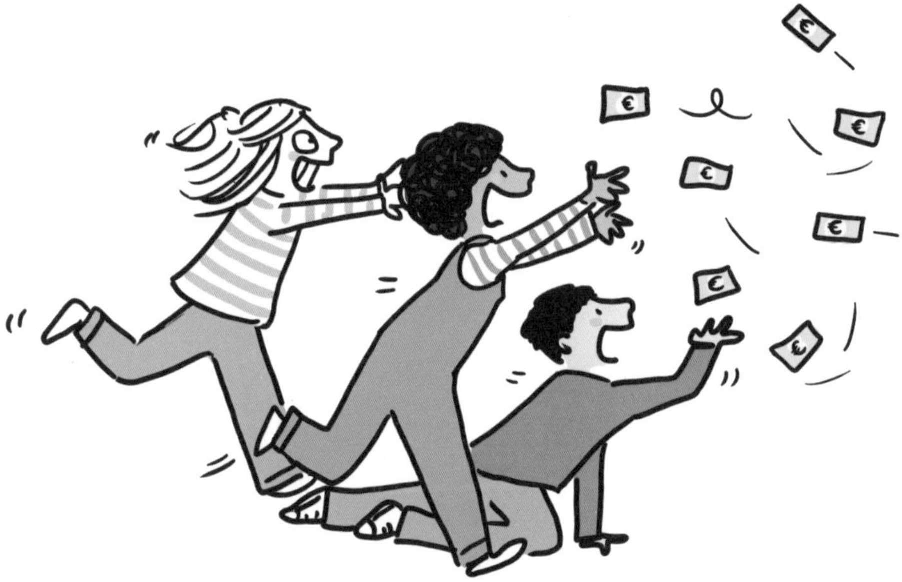

독재자 게임

간단한 게임을 통해 청소년들이 얼마나 너그러운지 알아보는 실험을 했어. 그 게임에서는 자신이 내리는 결정이 자기한테뿐만 아니라 다른 사람에게도 영향을 끼쳤지.

예를 들어, 독재자 게임은 청소년 한 명에게 만 원을 주면서 시작을 해. 그리고 그 만 원을 그대로 가지고 있거나, 아니면 알지도 못하고 앞으로 결코 만날 일 없는 다른 청소년에게 조금 나누어 줄 수도 있어. 만약 청소년들이 자기만 알고 이기적이었다면, 그 돈을 전부 자기가 가질 거야. 연구자들은 분명 그럴 거라고 확신했지. 그런데 실제로 결과는 정반대였어. 청소년들은 만 원 가운데 2천~4천 원을 모르는 아이에게 주었고, 친구나 같은 반 아이에게는 5천 원까지도 나눠 주었어. **연구자들마저도 청소년들에 대한 고정관념을 품고 있었던 거지!**

코로나바이러스 위기 때, 봉쇄를 했던 시기에 실시한 어느 연구에서는 청소년들이 훨씬 더 너그러워질 수도 있다는 사실을 밝히기도 했어. 청소년들은 자신이 알지도 못하는 의료진이나 환자에게 자기가 가진 돈의 절반 이상을 주겠다고 했지. 뿐만 아니라 청소년들은 소셜 네트워크 서비스에서 자기가 한 행동에 사람들이 '좋아요'를 누를 수도 있다는 사실을 알면 훨씬 더 너그러워졌지. 이렇게 청소년들이 지닌 관대함은 대의를 위해 참여를 할 때도 드러나. 마치 그레타 툰베리가 기후 행동에 나선 것처럼 말이야.

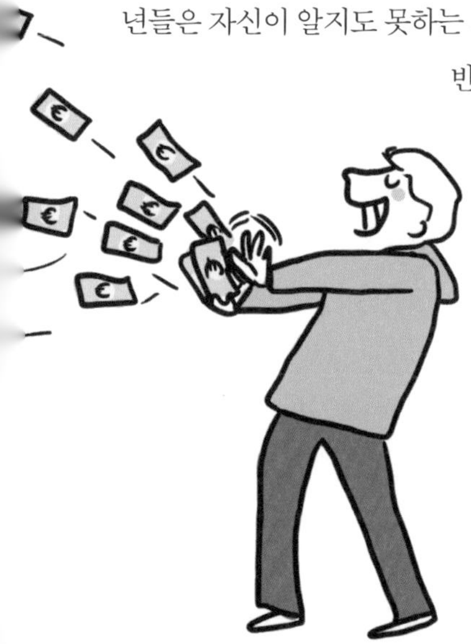

50대 50이거나, 아무것도 없거나

우리는 내가 너그럽게 대한 만큼 다른 사람들도 나한테 너그럽게 대해 주기를 기대하지. 누군가 돈을 나눠 가지겠다고 하면 나누는 금액이 공평하고 정당한 수준이어야 한다고 생각할 거야. 연구자들은 청소년들이 공정함과 불공평함에 대해 얼마나 민감한지 알아보려고, 이번에는 독재자 게임을 변형한 최후통첩 게임을 만들어 냈어. 게임 규칙은 독재자 게임과 똑같아. 단, 최후통첩 게임에서는 나눠 주는 금액이 공정하지 않다고 느끼면 돈을 받는 사람이 거부할 수 있도록 했어. 그리고 실제로 그런 일이 벌어졌지!

청소년들은 50대 50에 가까운 금액을 나눠 주는 것이 아닌 제안은 모두 거절했어. 그렇게 거부 결정을 내리면 돈을 고스란히 잃게 되는 경우에도 결과는 똑같았지. **청소년들은 부당한 제안을 받아들이는 것보다는 차라리 아무것도 안 받는 게 낫다고 생각한 거야!**

부당한 일을 겪으면 뇌가 괴로워해

연구자들은 최후통첩 게임에서 불공정한 제안을 거절할 때 청소년들 뇌 속에서 어떤 일이 벌어지는지를 살펴봤어. 그랬더니 섬엽과 전전두피질이 활성화되는 모습을 관찰할 수 있었지. 섬엽은 물리적인 고통을 전달하는 회로와 관련이 있는 영역이야. 어딘가에 발을 찧는다든지 해서 통증이 느껴질 때면 섬엽이 활성화돼! 그렇다면 이 상황에서 대체 왜 섬엽이 활성화된 걸까? MRI 기계 안에 차분하게 누워 있었고, 물리적인 고통은 전혀 없는데 말이야. 이유는 간단해. **청소년들이 느낀 불공정함이 일종의 심리적인 고통이었기 때문이야.** 그렇다면 전전두피질은 이 상황에서 어떤 역할을 하는 걸까? 부정적인 감정을 다스리는 걸까? 그보다는 조금 더 복잡하긴 한데 말이야….

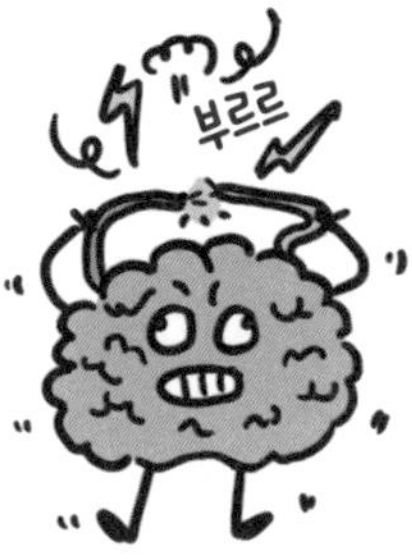

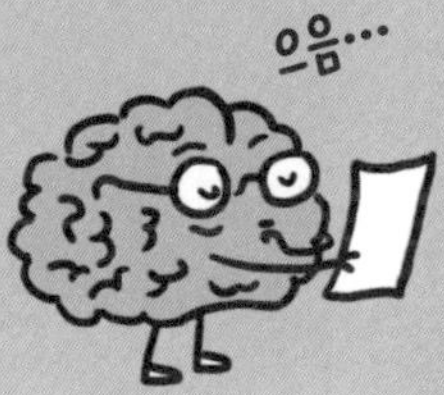

실험실로!

신경과학과 교수인 앨런 샌피는 전전두피질이 맡은 역할을 밝혀내기 위해 뇌를 가로지르는 자성 자극을 활용했어. 자성 자극은 뇌의 한 영역에 자기장을 만들어서 일종의 누전을 일으키고, 그 영역이 몇 분 동안 제 기능을 못하게 하는 거야.

꼭 무슨 SF 영화 속에 나오는 것 같다는 생각이 들지! 이 기술은 실제로 오래전부터 쓰이던 거니까 안심해도 돼. 통증도 거의 없고, 다행히 뇌를 손상시키지는 않으니까!

실험을 해 보니, 전전두피질을 쓸 수 없게 된 어른들은 전전두피질을 쓸 수 있는 어른들이 거부했던 부당한 제안을 받아들였어. 정말 놀랍지 않아? 전전두피질은 누군가 부당한 제안을 했을 때 네가 느끼는 심리적인 고통을 넘어설 수 있게 해 주는 거야.

전전두피질은 우리가 아닌 건 아니라고 말할 수 있도록, 또 온갖 종류의 부당함에 저항할 수 있도록 도와줘!

믿어 봐!

너그럽다는 건 좋은 일이야. 그렇지만 네가 감당할 수 있는 선을 넘어서는 안 돼! 다른 사람을 향한 신뢰는 우정, 사랑 같은 모든 사회적 관계의 바탕이야. 무슨 말이냐면 **신뢰는 상호적이라는 거지.** 내가 다른 사람을 믿는다는 건 동시에 그 사람이 믿음을 배신하지 않기를 기대한다는 뜻이야. 이렇게 복잡한 사회적 상황을 실험을 통해 증명하는 건 그렇게 단순한 일이 아니야!

네덜란드 연구자인 에블린 크론이 이걸 증명하는 실험을 했어. 실험에 참여한 청소년 한 명(청소년1)은 만 원을 받아. 그러고 나서 다른 청소년(청소년2)에게 얼마를 줄 건지 결정해야 했어. 청소년2는 청소년1이 준다고 한 금액의 두 배를 받을 수 있어. 그러니까 만약에 청소년1이 청소년2에게 5천 원을 주면, 청소년2는 그 두 배인 만 원을 받는 거야. 그러고 나면 청소

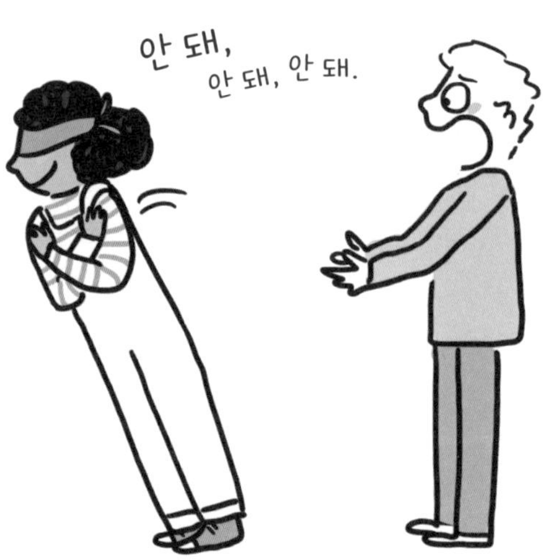

년2는 자신이 받은 만 원 가운데 일부를 청소년1한테 돌려줄 건지, 아니면 전부 그대로 가지고 있을 건지를 결정해야 했어. 만약에 청소년2가 돈을 전부 혼자서 갖겠다고 하면 청소년1은 더 이상 청소년2를 믿을 수가 없겠지. 그리고 다음번에는 청소년2에게 돈을 나눠 주지 않겠다고 할 거야. 이 게임을 해 보니, 청소년들은 다른 사람을 믿는 정도에 따라서 자기 선택을 점점 더 잘 조절할 수 있었어.

다른 사람을 믿는 능력은 다른 사람이 어떤 행동을 할 것인지를 상상하는 능력과 연관이 있어. 심리학에서는 이를 두고 '**마음 이론**'이라고 해. 마음 이론은 네가 다른 사람의 입장이 되어서, 다른 사람의 기분을 이해하고, 다른 사람들이 왜 너와 다른 행동을 하는지를 알 수 있게 해 줘. 차이를 받아들이고, 관용을 베풀고, 공감을 하려면 꼭 필요하지. 다른 사람의 입장이 되어서 그 사람들의 생각을 이해하려면 뇌의 두정엽과 측두엽의 경계에 자리 잡고 있는 조직이 활성화되어야 해. 이 영역은 청소년기 일부 동안에 계속 성장해 나가지. 그렇기 때문에 너는 아직도 이 능력을 더 발달시킬 수가 있는 거야.

아기한테 사기를 쳐서는 안 돼!

정의와 평등을 지각하는 능력이 청소년기에 눈에 띄게 발달하기는 하지만, 사실 훨씬 더 일찍부터 나타나. 태어난 지 15개월 된 아기들도 나눠 주는 몫이 공평하지 않을 때면 반응을 하거든! 15개월짜리 아기들에게는 당연히 독재자 게임이나 최후통첩 게임으로 실험을 할 수가 없겠지. 아기들이 어떤 생각을 하는지 알아보려고 연구자들은 눈돌림측정기를 써서

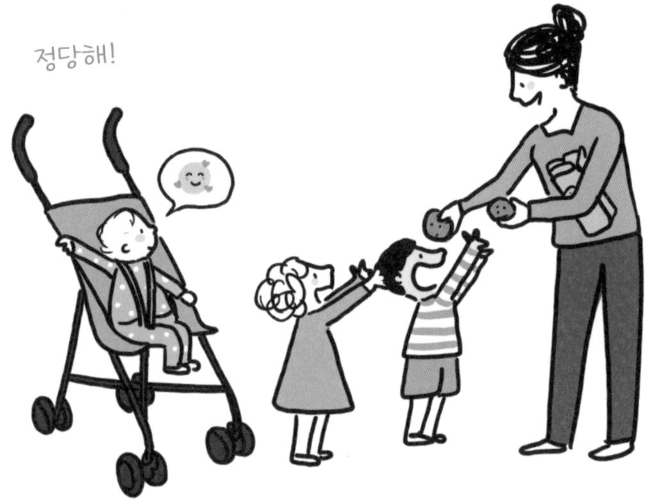

아기들이 쳐다보는 시간을 조사했어. 아기들이 어디를 얼마나 오랫동안 쳐다보는지를 기록한 거야.

그리고 아기들에게 여러 상황을 보여 주면서, 특히 눈길을 고정하는 상황이 있는지를 살펴보았어. 만약 그렇게 쳐다본다면 아기들이 놀랐기 때문일 거거든. 왜냐하면 아기들은 어떤 일이 응당 벌어져야 마땅하다는 기대를 품기 때문이야. 15개월짜리 아기들은 나눠 주는 몫이 공평하고 정당하기를 기대한다는 사실을 입증하고자 연구자들은 한 사람이 다른 두 사람에게 과자를 나눠 주는 영상을 두 편 보여 주었어. 첫 번째 영상에서는 과자 네 개를 두 사람에게 똑같이 두 개씩 나눠 주었지(공평한 분배). 두 번째 영상에서는 한 사람에게 과자 세 개를, 나머지 한 사람에게는 과자 한 개를 나눠 주었어(불공평한 분배). 아기들은 두 번째 영상을 더 오랫동안 바라봤어. 이 사실은 아기들이 놀랐다는 걸, 따라서 나눠 주는 몫이 공평하기를 기대했다는 걸 보여 주지.

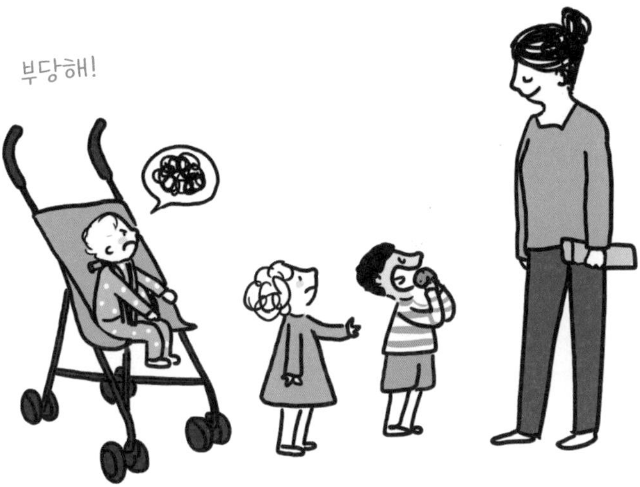

실험은 여기서 끝이 아니야. 연구자들은 부당한 상황에 가장 민감하게 반응하는 아기들은, 자기가 제일 좋아하는 장난감을 모르는 사람에게 줄 것인지 말 것인지를 결정하는 상황에서 누구보다 너그럽게 군다는 사실도 밝혀냈어. 아주 어린아이인데 벌써 부당함에 민감할수록 더 너그럽고 이타적이라는 걸 알 수 있지.

어른이 되어서도 이 사실을 결코 잊어서는 안 돼!

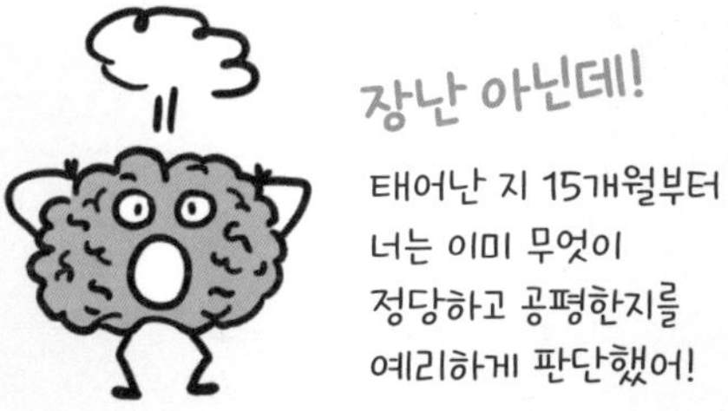
장난 아닌데!
태어난 지 15개월부터
너는 이미 무엇이
정당하고 공평한지를
예리하게 판단했어!

혼자 할까, 같이 할까?

어려운 상황에 놓인 친구가 어떤 기분일지를 이해해 보려고
그 친구의 처지에서 생각해 본 적 있니?
그런 걸 공감이라고 해.
아래 물음에 답하며 공감 능력을 알아보자!

저 버스를 타야 친구랑 약속한 시간에 딱 맞춰 도착할 수 있었는데, 버스를 눈앞에서 놓치고 말았어.

● 뭐, 할 수 없지! 되는 대로 가야지.
▲ 친구에게 늦는다고 문자를 보내.
★ 곧바로 친구에게 전화해서 담백하게 양해를 구해.

게임에서 친구를 정말 말 그대로 뭉개 버렸어. 친구가 엄청 화가 난 상태야.

● 망설임 없이 한 방 더 날릴 거야. 게임을 못하는 건 걔 잘못이지. 나보다 잘했으면 됐잖아?
▲ 적당한 선에서 이기는 걸로 친구를 좀 봐줘. (그래도 뭐 내가 더 잘하니까.)
★ 친구한테 새로 한 판 더 하자고 해. 그리고 친구가 마음을 풀어.

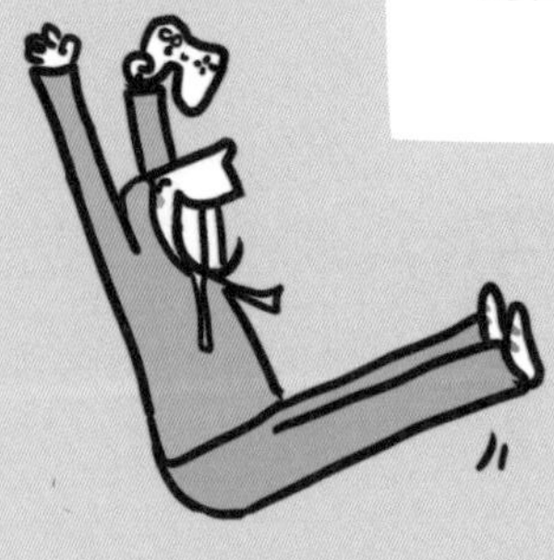

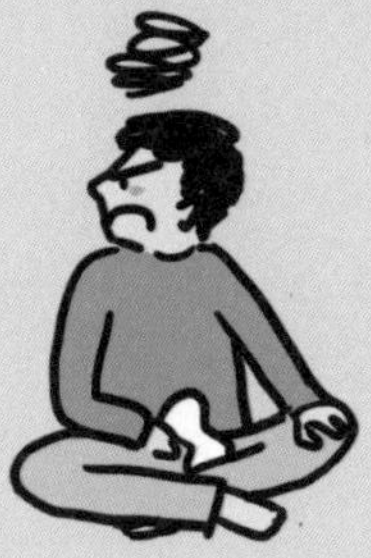

알렉시아가 머리를 새로 자르고 왔어. 네가 보기에는 영 망친 것 같아. 그런데 자기 머리 어떠냐고 물어보네.

- ● 고민하지 않고 생각나는 대로 죄다 말할 거야. 나는 위선자가 아니라고!
- ▲ 잘 어울린다고 얘기할 거야. 진심은 꽁꽁 감춰 둬야지.
- ★ 상처가 되지 않도록 말을 잘 골라가면서 솔직하게 얘기할 거야. 심지어 알렉시아는 자기 머리를 아주 마음에 들어 하는 것 같단 말이지!

선생님이 드디어 역사-지리 쪽지시험 결과를 알려 줬어. 모두 자기 점수가 몇 점인지 얘기하는데, 막스만 아무 말이 없어.

- ● 다른 애들이 다 있는 앞에서 계속 졸라 댈 거야. 알고 싶다고!
- ▲ 너무 궁금해서 근질거리지만 그래도 가만히 있을 거야.
- ★ 막스를 가만히 놔 둘 거야.

●가 가장 많은 경우	▲가 가장 많은 경우	★가 가장 많은 경우
너는 다른 사람들이 어떤 기분일지 별로 걱정하지 않는구나. 그렇게 공감을 못 하면, 주변 사람들에게 상처를 줄 수 있어.	네 공감 능력은 꼭 필요한 상황에서는 다른 사람에게 반응해 줄 수 있어. 그렇다고 너는 다른 사람 감정에 쉽게 휩쓸리지도 않아.	공감 능력이 아주 뛰어나구나. 소중한 능력이야. 그렇지만 다른 사람 감정에 휩쓸리지 않도록 주의해야 해!

나는 너그러운 사람일까?

이 험한 세상에서 다른 사람들에게 힘을 불어넣어 줄 준비가 됐니?
아니면 다른 사람들이 슬퍼하도록 내버려둘 거야? 자신이
너그러운 사람인지, 필요할 때만 이타적으로 행동하는지,
뼛속까지 이기적인지를 확인해 봐!

친구가 수학 숙제 좀
도와 달래.

● 내 숙제를 늦게 하게 되더라도 저녁 내내 도와줄 거야.

▲ 두 시간 중에 한 시간을 써서 막힌 부분을 설명해 줄 거야.

★ 그러다가 자기 숙제 대신 해 달라고 그러는 거 아니야?!

너는 도움이 필요한 사람에게
무얼 기대하고 도와주느냐면…

● 아무것도 바라지 않아. 돕는 것 자체로 기쁘지.

▲ 좋은 사람이 되었다는 기분으로 보상받지.

★ 그 사람이 고마워하거나, 무언가를 보답하겠지.

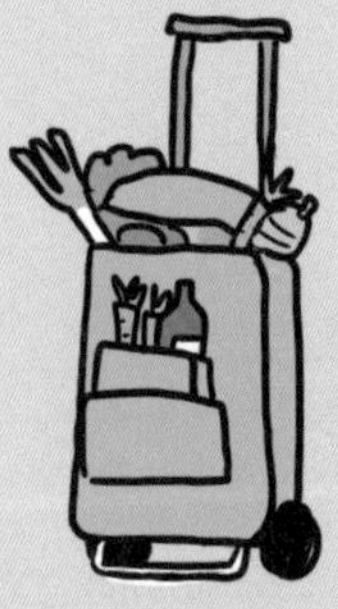

엄마는 네가 장보는 걸
거들어 줄 거라고 생각하고 있어.
그런데 너는 친구들이랑 쇼핑하러 가기로 했어.

● 고민할 것도 없지. 엄마가 나를 위해 얼마나 많은 걸 해 줬는데!

▲ 그래, 이렇게 해야겠다. 최대한 빨리 장을 본 다음에 얼른 친구들을 만나러 가는 거야.

★ 진짜 하기 싫어. 친구들은 내가 없으면 이상한 옷을 고를 게 뻔하단 말이야.

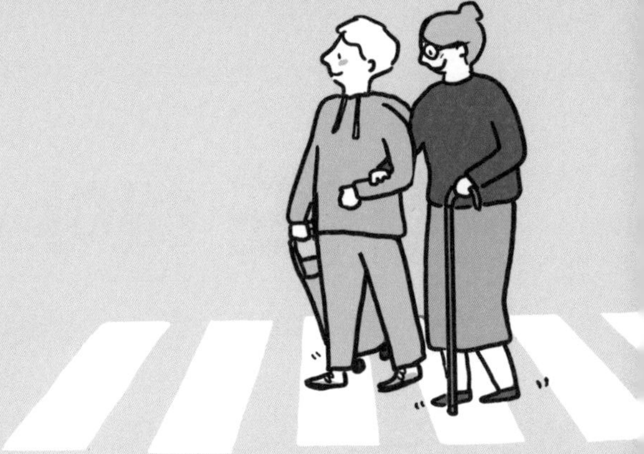

축구 시합 중에 너한테 공이 왔어…

● 친구한테 곧바로 패스해. 왜냐면 친구가 아직 공을 한 번도 못 차 봤거든. 그 친구 위치가 썩 좋지는 않지만 말이야.

▲ 잠깐 고민을 하다가 같은 팀 선수한테 패스해. 전략적으로 골을 넣기 좋은 위치에 있거든.

★ 무슨 일이 있어도 공은 내 거야! 아무도 나를 막을 수는 없어. 골은 내가 넣을 거라고!

●가 가장 많은 경우

너는 정말 이타주의자구나! 너는 진심으로 다른 사람들에게 관심이 많고, 할 수 있는 한 다른 사람들을 도와주려고 해. 그렇지만 자기 자신도 잘 챙기고, 또 필요할 때는 다른 사람의 도움을 받아들일 수 있어야 한다는 사실도 잊지 마.

▲가 가장 많은 경우

너는 기회주의적인 이타주의자구나. 너는 다른 사람에게 주는 걸 좋아해. 특히 그렇게 해서 돌아오는 게 있을 때 말이야! 그렇지만 다른 사람들은 뭔가를 바라고 잘해 주는 것보다는 진심 어린 마음을 더 좋아한다는 사실도 잊지 말아야 해.

★가 가장 많은 경우

너는 자기 중심적이야. 너 자신과 네게 필요한 것들을 잘 알고 있어. 네가 항상 최우선순위로 삼는 것들이지. 그렇지만 네 태도 때문에 주변 사람들과 멀어질 수도 있다는 걸 알아야 해.

실수도 해야 사람이지

여기 나온 수수께끼를 풀어 볼 수 있겠니?

마리네 아빠에게는 딸이 다섯 명 있어. 나나, 네네, 니니, 노노야. 다섯째 딸 이름은 뭘까?

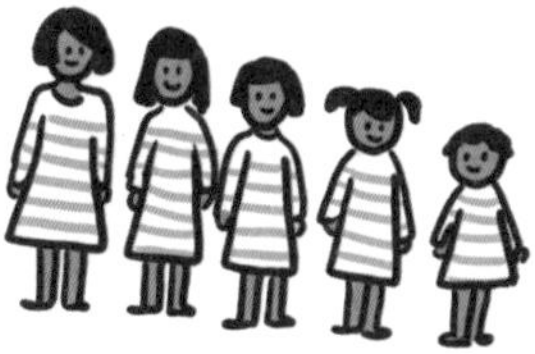

정답은 '마리'야. 그렇지만 '누누'라고 대답하는 사람들이 많을 거야.

폭풍우가 몰아치는 밤, 비행기가 뉴욕을 출발해 몬트리올로 가고 있어. 폭풍이 점점 강해져서 비행기가 부서졌어. 비행기 절반은 미국에 떨어지고, 나머지 절반은 캐나다에 떨어졌어. 생존자들은 어느 나라에 묻혔을까?

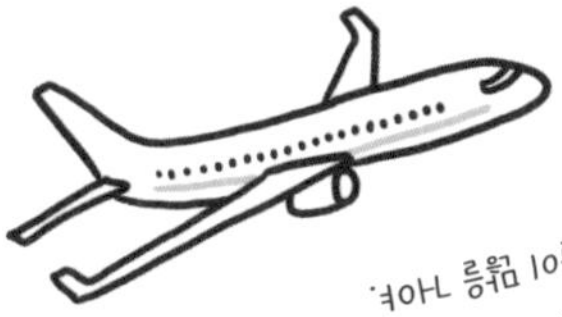

정답은 '생존자이기 때문에, 두 나라 중 어디에도 안 묻혔다'야. 그렇지만 '미국'이라고 대답하는 사람들이 많을 거야.

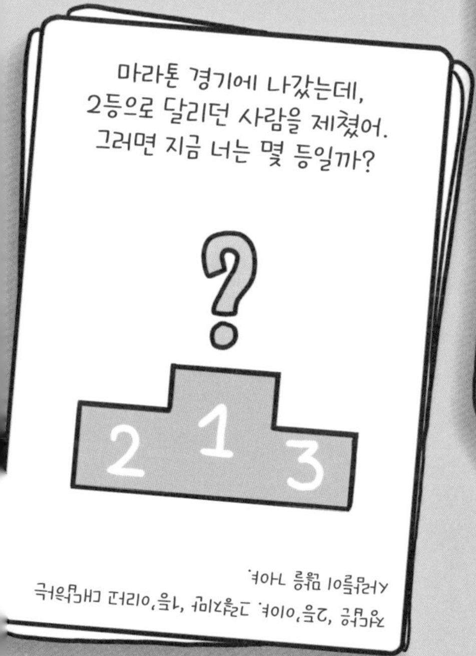

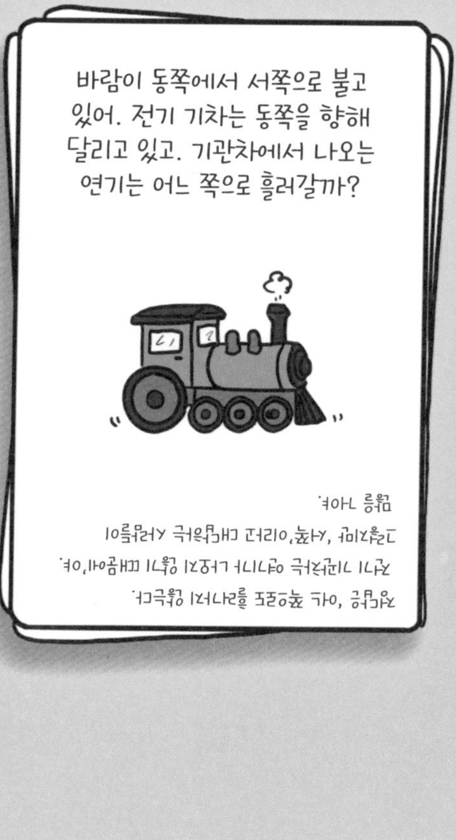

이번에는 이 수수께끼에 해답을 내놓을 수 있는지
부모님, 형제자매, 아니면 친구들에게 내 봐.
누구나 수수께끼를 푸는 데 애를 먹는다는 사실을 알게 될 거야!

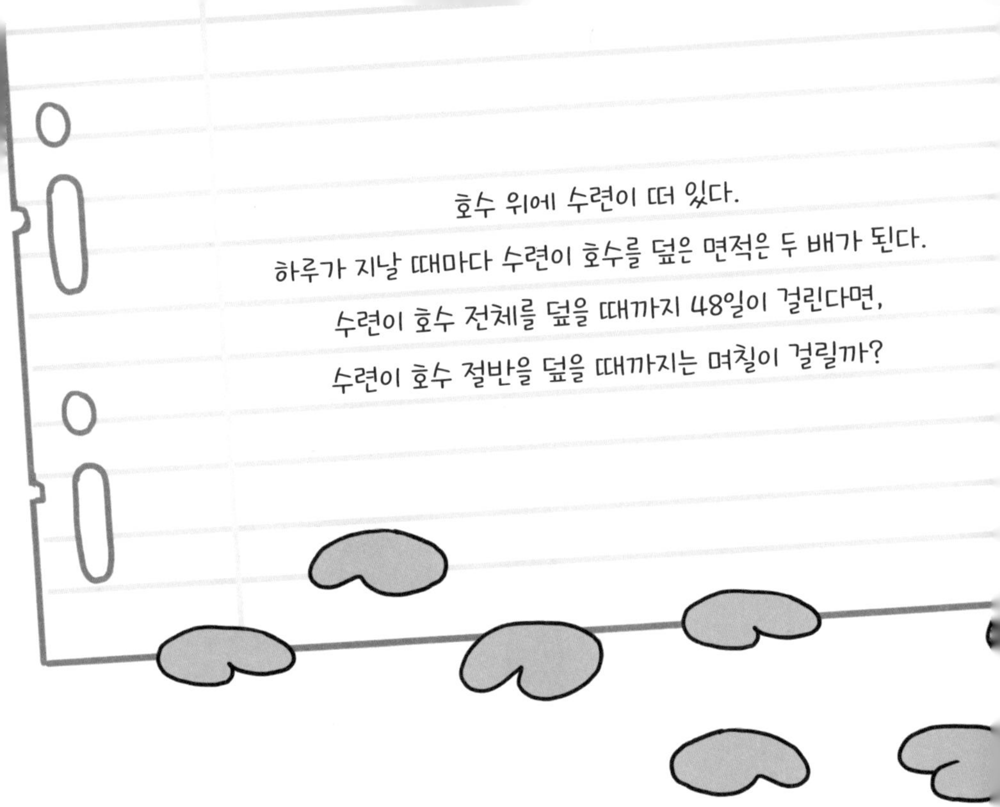

호수 위에 수련이 떠 있다.
하루가 지날 때마다 수련이 호수를 덮은 면적은 두 배가 된다.
수련이 호수 전체를 덮을 때까지 48일이 걸린다면,
수련이 호수 절반을 덮을 때까지는 며칠이 걸릴까?

그렇게 논리적이지 않다니까!

위에 나온 짧은 문제를 읽다 보면 대답은 딱 봐도 빤하다는 생각이 들겠지. 수련이 호수 절반을 덮을 때까지는 24일이 걸릴 거라고 말이야. 문제를 보자마자 48일을 2로 나누어서 답을 찾아야겠다는 생각이 들 거야. 안타깝지만, 그렇게 하면 오류에 빠지고 말아! 함정에 걸린 거지!

심리학에서는 이런 종류의 오류를 인지 편향이라고 해. 이런 편향이 어디서 생겨나는지를 한번 알아보자. 편향은 어떤 상황이거나 어떤 문제를 풀 때 우리가 아주 효과적으로 사용했던 전략인 경우가 많아. 이 문제를 풀 때도 바로 그런 까닭으로 편향이 나타난 거야. 우리는 항상 무언가의 절반을 가늠하려면 그걸 둘로 나누면 되니까 말이야. 예를 들어, 페인트

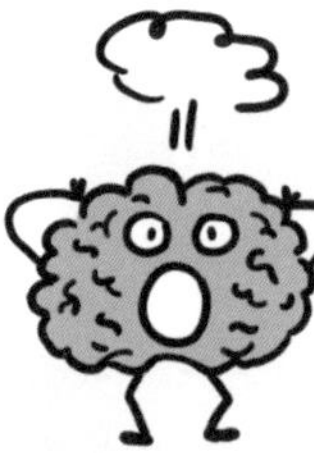

장난 아닌데!

너는 둘 중에 어느 쪽이 좋아? 지금 당장 1백억을 받는 것과, 첫날에는 백 원을 받지만 한 달(31일) 동안 매일 받는 금액이 두 배씩 늘어나는 것 가운데 말이야. 도저히 믿을 수 없겠지만, 첫날에 백 원을 받는 쪽을 고른다면, 결국에는 1천억이 넘는 돈을 모으게 될 거야. 정말이야!

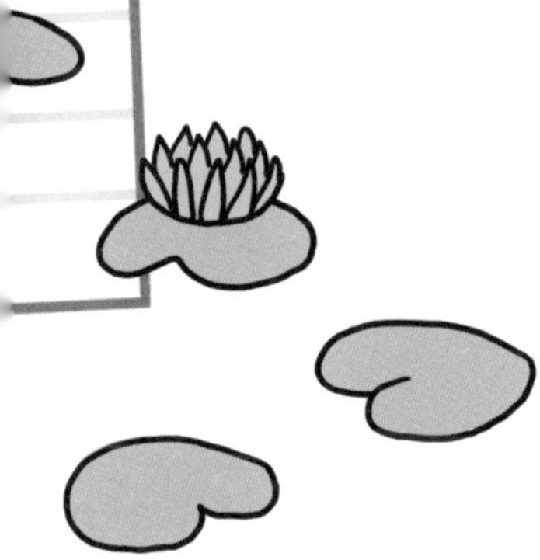

공이 건물 한쪽 면 전부를 칠하는 데 20일이 걸린다고 치자. 20일을 2로 나누면, 한쪽 면의 절반을 칠하는 데에는 10일이 걸린다고 아주 빠르게 답을 내놓을 수 있을 거야. 그리고 이렇게 계산하는 게 정답이야!

그렇다면 수련 문제에 똑같은 전략을 썼을 때는 왜 답이 틀렸던 걸까? 그건 우리 뇌가 정확히 어떤 말을 했는지에 주의를 기울이지 않았기 때문이야. 뇌가 일종의 **자율 주행 상태**였던 거지. 기억을 되짚어 봐. 문제에서는 하루가 지날 때마다 수련이 덮고 있는 영역이 두 배로 늘어난다고 했어. 그러니까 절반을 덮은 날에서 하루만 더 지나면 호수 전체를 뒤덮겠지. 그래서 정답은 사실 47일째였어. 그렇다면 과연 정답을 맞히지 못했다고 해서 네가 수학을 아주 못한다거나, 추론을 할 줄 모르는 걸까? 전혀 아니야! **이런 문제를 풀 때는 누구나 깜박 속게 마련이야.** 심지어는 명문대에 다니는, 수학을 아주 잘하는 학생들까지도 말이지. 부모님에게도 한번 시험해 봐. 부모님도 틀림없이 함정에 빠질 거야.

우리를 속이는 지름길

훨씬 더 복잡한 문제들을 풀 줄 아는데도 우리가 이런 문제에서는 깜박 속아 넘어간다는 사실을 어떻게 설명할 수가 있을까? 한 가지 설명법은 바로 이거야. **뇌에는 생각을 처리하는 세 가지 주요 시스템이 있어. 바로 시스템 1, 2, 3이야.** (과학은 참 단순할 때가 많지!)

우리가 어떤 문제에 관한 해답을 찾으려 할 때면, 무의식적인 생각과 **습관에 따라서 시스템1이 별로 힘을 들이지 않고 아주 빠르게 답을 내놓아.** 이를테면, 수련 문제를 풀 때 48을 2로 나누게 만든 게 바로 시스템1이야. 시스템1에는 온갖 무의식적인 사고방식과 사고의 지름길이 담겨 있어. 심리학에서는 이를 두고 휴리스틱 또는 발견법이라고 해. 발견법은 엄청나게 효율적이어서 문제를 분석해서 단계별로 해결하는 것보다 더 빨리 정답을 내놓을 수 있게 해 줘.

그렇지만 어떨 때는 이 방법이 문제를 해결하는 데 알맞지가 않아. 그러면 실수를 저지를 수밖에 없지. 우리의 발견법은 너무나 빠르고 또 사용

뇌에 있는 세 가지 사고 시스템

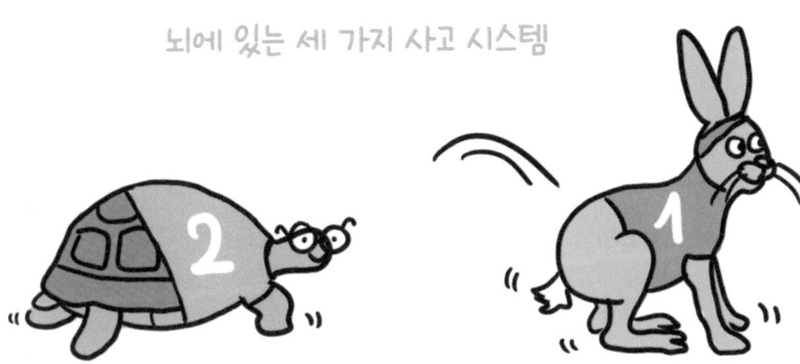

하기가 편하기 때문에 두 번째 사고 시스템인 시스템2를 건너뛰는 경우가 많아.

시스템2는 네가 어떤 문제를 풀든, **논리적으로 추론할 수 있게 도와주는 시스템이야.** 시스템2는 느리기도 하고, 뇌에서 엄청나게 노력을 기울여야만 해. 그렇지만 시스템1보다는 훨씬 믿음직하지. 시스템2는 논리적인 규칙을 바탕으로 작동해. 그리고 마치 컴퓨터 알고리즘처럼 한 단계 한 단계씩 일을 처리하면서 그 어떤 문제든 답을 내놓을 수가 있지. 그러니까 우리가 깜박 속아 넘어간 건 합리적으로 사고하지 못해서가 아니야. 단지 네 시스템1을 통제하지 못했던 거지.

시스템1이 잘못을 저지를 때 멈출 수 있도록 우리 뇌 속에는 세 번째 사고 시스템이 있어. 바로 시스템3이야. 시스템3은 일종의 사령탑이야. 상황에 따라서 시스템1을 쓸 것인지, 시스템2를 쓸 것인지를 결정해. 시스템1이 효과가 없을 때면, 시스템3이 시스템1을 가로막아. 그리고 시스템2가 제 구실을 할 수 있게 해 주지.

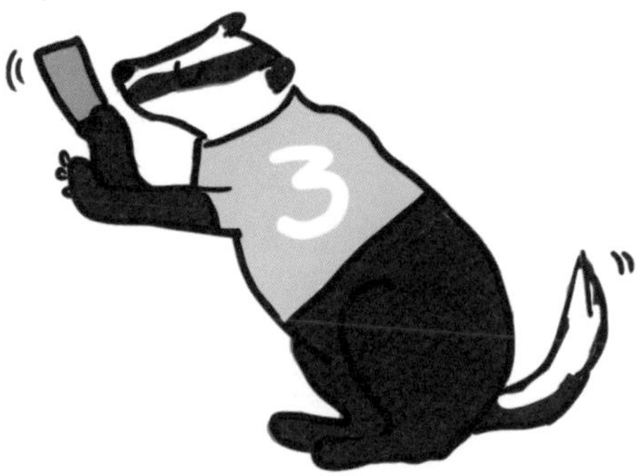

뇌는 훌륭한 오류감지기

오랫동안 연구자들은 뇌가 함정에 빠질 때면 그 사실을 인식조차 못한다고 생각했어. 그렇지만 우리 실험실에 있는 빔 드 네이스는 뇌가 오류를 저지른다 하더라도 시스템2 대신에 시스템1을 써서 자신이 속고 있다는 걸 알아낸다는 사실을 밝혀냈어. 이 사실을 밝혀내고자 빔은 청소년들에게 수련 문제 같은 문제들(시스템1을 쓰다가 오류에 빠지는 문제들)과 페인트 문제 같은 문제들(시스템1을 써서 답을 아주 빠르게 내놓을 수 있는 문제들)을 풀어 달라고 요청했지. 여기에 아주 단순하지만 기발한 아이디어를 더했는데, 바로 청소년들이 답을 할 때마다 얼마나 정답이라고 확신이 드는지를 묻는 거였어.

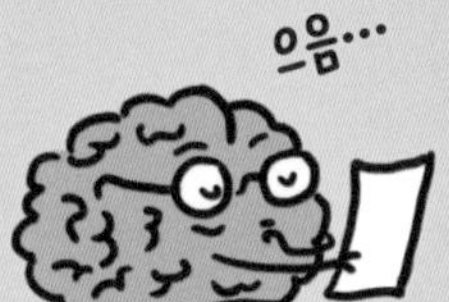

실험실로!

우리 실험실에서는 청소년들의 인지 편향을 찾아내고 여기에 저항하는 법을 익히는 프로그램을 개발했어. 그리고 실험에 참가할 청소년들을 모집했지. 프로그램에 참가하기 전후에 문제를 푸는 실험이었어.

한 집단에서는 청소년들에게 자신을 속이는 기계적인 사고를 찾아내고, 여기에 저항하는 법을 가르쳐 줬어. 그런 다음에 문제를 풀 때 사용할 수 있는 논리적인 규칙을 설명해 주었지. 또

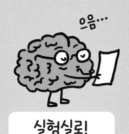

이 실험에서 청소년들은 수련 문제에 거의 다 속아 넘어갔고, 또 페인트 문제는 거의 다 잘 풀었지. 그런데 수련 문제에 답을 내놓을 때는 페인트 문제에 답을 할 때보다 자신이 없었어. 이 사실은 실수를 저지를 때면 청소년들은 무언가 문제가 있다는 사실을 인식한다는 걸 보여 주지. MRI로 촬영을 해 보니, 시스템1이 실수를 저지른다는 사실을 깨달을 때면 청소년과 어른의 뇌 모두에서 전전두피질이 활성화된다는 걸 알 수 있었어.

우리가 실수를 깨달을 수 있는 까닭은, 우리가 속아 넘어간다는 사실을 뇌가 발견하기 때문인 거야. 그렇지만 함정을 발견하고, 또 시스템1이 시스템2를 제쳐 두고 일을 처리하는 상황을 밝혀낸다고 해서 실수를 피할 수 있는 건 아니야. 함정에 빠지지 않도록 하려면 시스템1이 작동하는 걸 막아 줄, 전전두피질에 있는 시스템3이 필요해.

다른 집단에게는 사용할 수 있는 논리적인 규칙만 설명해 주었어.

기계적인 사고에 저항하는 법을 익힌 청소년 집단은 프로그램을 따라 교육을 받은 뒤에 추론 문제에 대한 정답을 더 많이 맞혔어. 그렇지만 다른 집단의 청소년들은 그러지 못했지. 프로그램대로 교육을 받은 뒤에 알맞은 답을 내놓은 청소년들의 뇌를 관찰해 보니, 이 청소년들이 전전두피질과 '논리'를 더 많이 썼다는 사실을 알 수 있었어.

함정을 피해 보자!

인지 편향 말고도 다른 편향도 많아. 여기 몇 가지를 소개해 볼게.

증거가 있다니까!

우리가 무언가를 믿고 있는데 그게 사실이라는 걸 증명할 때면, 우리는 내 생각을 뒷받침해 주는 정보만 받아들이고 내 생각과 반대되는 정보들은 무시하게 돼. 만약에 네가 공룡과 인간이 같은 시기에 지구에 살았다고 믿는다면, 인터넷에서 검색할 때 네 생각과 같은 사이트들만 찾아볼 거야. 그러면 내용이 어떻든 그걸 더 굳게 믿게 되겠지. 만약에 반대로 네 믿음과 상반되는 증거를 찾아봤다면, 공룡이 멸종하고 인간이 등장하기까지는 6천만 년이라는 시간 차가 있다는 사실이 과학적으로 증명되었다는 걸 알 수 있었을 텐데 말이야!

이걸 확증 편향이라고 해.

기억이 장난을 치는 거야

우리는 어떤 사건이 얼마나 자주 일어나는지를(자주 일어나든 아니든 간에) 우리 기억 속에서 얻을 수 있는 정보를 바탕으로 판단해. 이를테면, 어제 버스가 늦게 왔다는 걸 기억하고 있다고 치자. 그러면 너는 버스가 자주 늦는다고 생각할 거야. 그렇지만 만약 버스가 얼마나 늦는지를 꼼꼼하게 살펴본다면, 제 시간에 맞춰 도착하는 경우가 훨씬 많다는 걸 틀림없이 알게 될 텐데 말이지!

이걸 유용성의 오류라고 해.

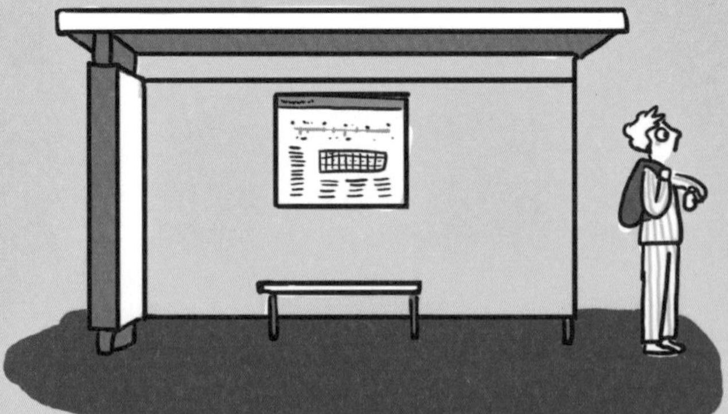

옷이 날개라고들 하지

어떤 사람이 어느 부류에 속하는지를 (교수인지, 댄서인지, 배관공인지 등) 판단할 때면 사람들은 그런 부류에 관해 기존에 품고 있는 생각과 비슷한지를 살펴보지. 만약에 네가 교수에 대해 나이가 들고, 수염을 기르고, 가죽 가방을 든 남자라는 고정관념을 머릿속에 품고 있다고 해 보자. 그러면 너는 누가 교수라고 했을 때, 그 사람이 이런 이미지와 얼마나 비슷한지를 따지게 될 거야. 대체로는 그게 맞을 때도 있지만, 이렇게 겉모습을 보고 판단하면 큰 실수를 저지를 수도 있어. 예를 들어 재판이 벌어질 때 같은 때 말이야.

이걸 대표성의 오류라고 해.

누가 전문가야?

한 분야에 대해 잘 알지 못하는 사람들이 자기들 능력을 과대평가하고, 반대로 능력이 뛰어난 사람들은 자기 능력을 과소평가하는 인지적 편향이야. 예를 들면, 의료계 전문가가 아닌 사람이 인터넷에서 백신에 관한 영상을 한두 편 보고선 마치 백신에 대해 잘 아는 것처럼 굴어. 반대로 상황이 얼마나 심각한지 잘 아는 전문가들은 자기의 능력이 실제보다 못하다고 믿지.

이걸 더닝 크루거 효과라고 해.

꼭 그렇게 나쁜 사람은 아니라니까!

어떤 사람이 어떤 행동을 했을 때, 개인적인 이유를 (의도, 성격, 의견 등등) 과대평가해서 이해하고, 외부적인 요인은 무시하는 인지적 편향이야. 예를 들어, 지하철에서 누군가가 너를 밀쳤다고 하자. 그러면 너는 그 사람이 못된 사람이어서 일부러 밀쳤다는 생각이 절로 들 거야. 물론 정말로 그럴 수도 있지만, 얼마든지 다르게 설명해 볼 수 있어. 그 사람도 다른 사람 때문에 밀렸거나, 단순히 미처 못 봤을 수도 있지.

이걸 근본적 귀인 오류라고 해.

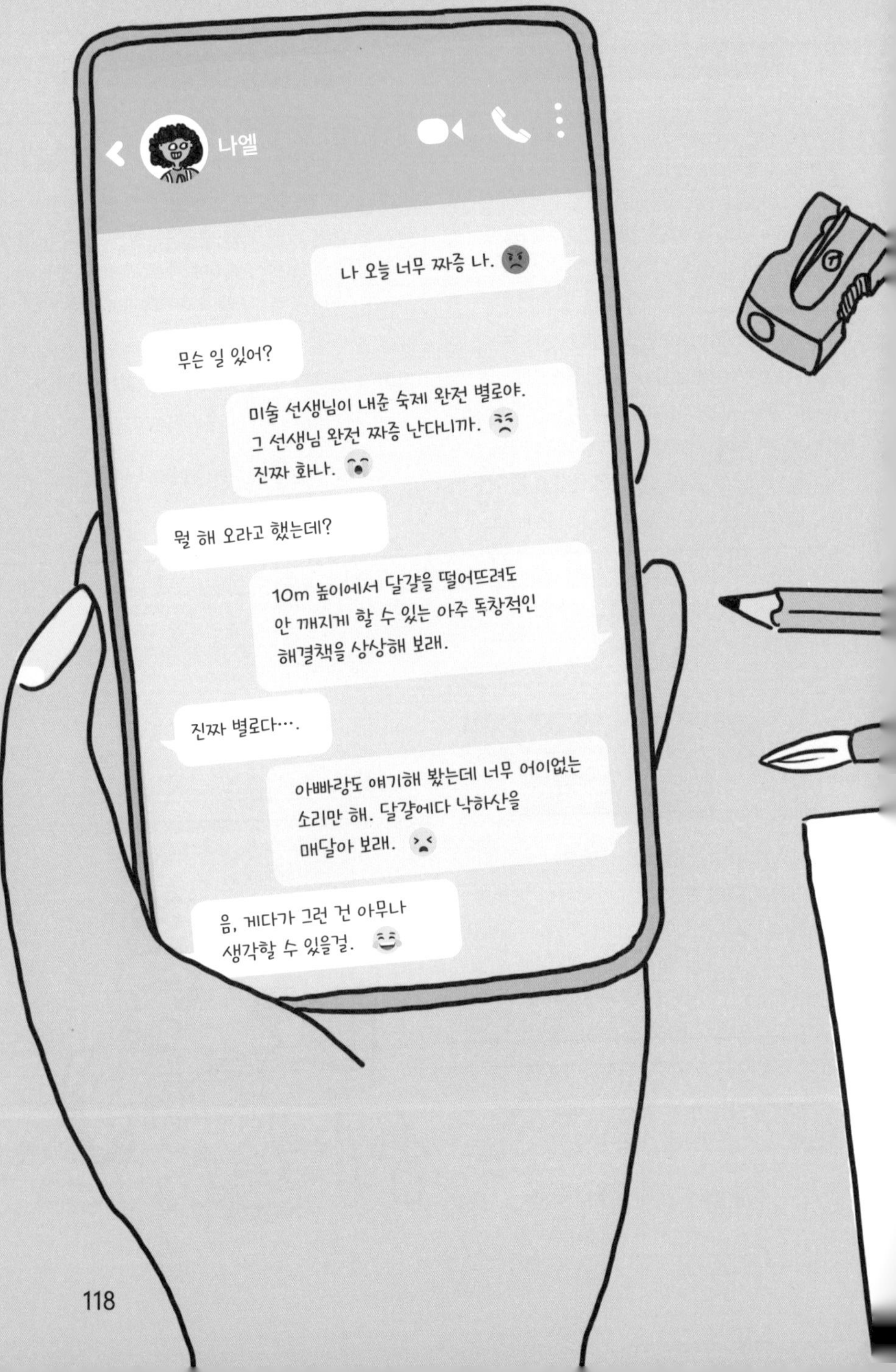
나엘
나 오늘 너무 짜증 나.
무슨 일 있어?
미술 선생님이 내준 숙제 완전 별로야.
그 선생님 완전 짜증 난다니까.
진짜 화나.
뭘 해 오라고 했는데?
10m 높이에서 달걀을 떨어뜨려도
안 깨지게 할 수 있는 아주 독창적인
해결책을 상상해 보래.
진짜 별로다….
아빠랑도 얘기해 봤는데 너무 어이없는
소리만 해. 달걀에다 낙하산을
매달아 보래.
음, 게다가 그런 건 아무나
생각할 수 있을걸.

창의성이 폭발하는 뇌

창의성이란 우연히 찾아오는 거라서, 엄청나게 운이 좋거나 천재들만 아주 독창적인 해답을 찾아낼 수 있다고 생각할 거야. 사실 그런 생각은 틀렸어! 누구나 얼마든지 창의적일 수 있고, 톡톡 튀는 새로운 아이디어를 내놓을 수 있어. 그렇지만 쉽지 않은 건 사실이야. 우리 뇌는 머릿속에 가장 먼저 떠오른 해결책에서 더 나아가질 못하는 편이거든. 바로 그 때문에 창의성이 가로막히지.

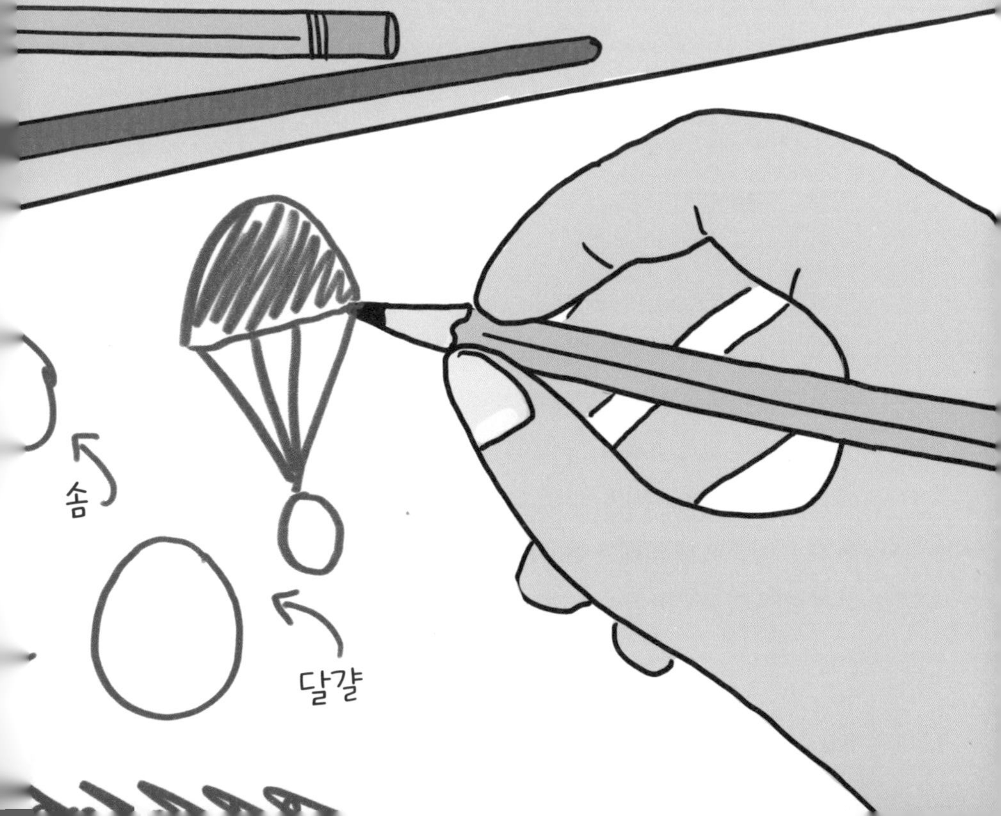

네가 직접 시도해 봐!

압정이 가득 들어 있는 상자, 양초, 성냥개비가 있다고 해 봐. 이것들을 이용해서 양초를 벽에 고정해 봐. 단, 양초를 태우더라도 바로 아래에 있는 탁자에 촛농이 떨어지지 않도록 해야 해. 몇 분 정도 해결책을 생각해 봐. 뭐, 그렇게 쉽게 딱 떠오르지는 않을 거야!

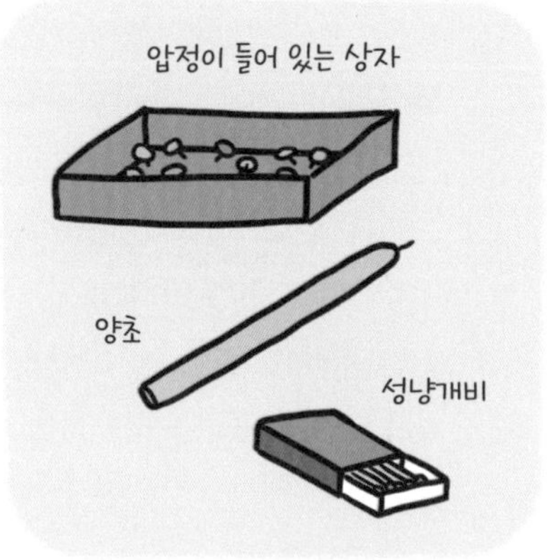

자, 답을 알려 줄게. 듣고 나면 이런 해결법 정도는 누구나 다 떠올릴 수 있을 거라 생각할 거야.

하지만 걱정 마, 도움을 받지 않고 스스로 해결책을 떠올리는 사람은 아주 적어. 어떻게 하냐면, 압정이 든 상자를 다 비우고, 압정으로 상자를 벽에 고정해서 받침처럼 만든 다음에, 촛농으로 상자 위에다 양초를 고정하기만 하면 돼. 간단하지, 안 그래? 그런데 왜 다들 어려워하는 걸까? 부모님한테도 똑같은 문제를 내 봐. 그러면 부모님도 못 풀걸! 이 문제의 답을 찾기가 어려운 까닭은, 압정을 담은 상자가 맡고 있는 첫 번째 역할에 우리 생각이 멈춰 있기 때문이야. 바로 압정을 담고 있다는 역할 말이지.

이게 바로 고착 효과야. 우리 뇌는 상자가 문제를 해결하는 데는 쓸모가 없다고 생각하는 거지. 다른 사람들도 모두 너처럼 생각해. 문제를 조금 다른 식으로 냈을 때만 빼고는 말이야. 압정을 상자 밖으로 꺼낸 채로 보여 주면, 사람들은 곧바로 상자를 쓸 궁리를 하거든.

양초 문제

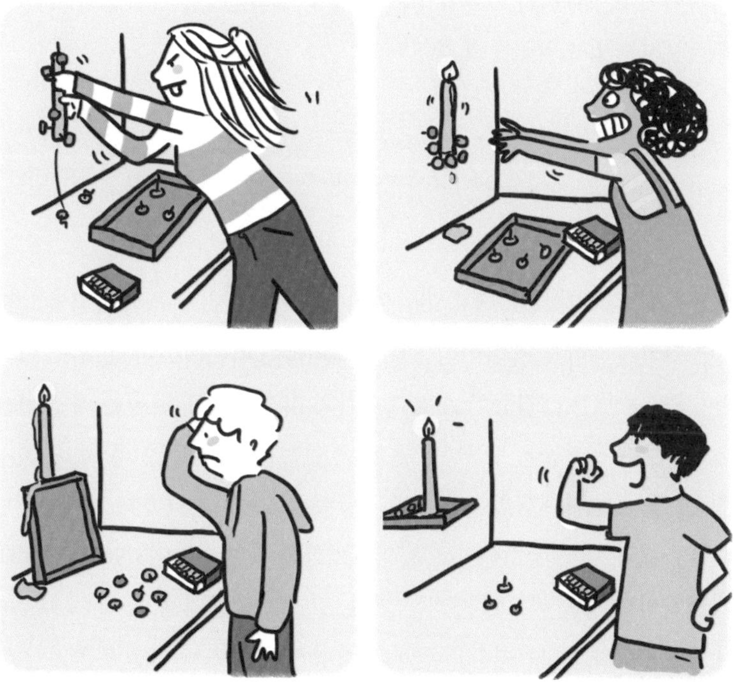

더 어렸을 때에는 그 물건의 전형적인 쓰임에 그만큼 얽매이지는 않았을 거야. 기억을 떠올려 봐. 어렸을 때는 펜으로 물론 글씨를 썼겠지만, 그걸로 곧잘 해적 수염도 만들고, 화살 통도 만들고, 주스 빨아 먹는 빨대도 만들고, 망원경도 만들고, 칼도 만들었을걸.

위의 양초 문제에서처럼 사물이 지닌 전형적인 쓰임을 보여 준다 하더라도, 다섯 살짜리 아이들은 문제를 푸는 데는 전혀 영향을 받지 않았어. 그렇지만 여섯 살 이후부터는 뇌가 가로막히지. 나이를 먹고 또 사물에 관한 지식이 늘어나면서 고착이 생기는 거야. 창의성을 유지하려면 이런 데에 저항하는 법을 익히는 게 중요해.

달걀 과제

연구자들은 청소년들에게 10m 높이에서 떨어뜨린 달걀이 깨지지 않으려면 어떻게 해야 할지 아이디어를 최대한 많이 떠올려 보라고 했어. 벌써 머릿속에 수많은 생각들이 스쳐 지나가기 시작했겠지. 하지만 제일 처음 떠오르는 그 생각들은 누구나 떠올릴 수 있는 것들이야. 그러니까 떨어지는 속도를 늦추거나 달걀을 보호하는 방법은 잊어버리도록 해.

연구 결과, 어떤 청소년들은 정말로 기발한 해결책을 내놓았어. 이를테면 달걀의 특성을 바꾸어 버리는 거야. 달걀을 얼린다든가, 식초에 넣어서 물렁물렁하게 만든다든지 하는 것처럼 말이야. 그렇다면 독창적인 해답을 찾아내는 게 이토록 어려운 까닭은 무엇일까? 이런 문제를 풀 때면 우리 뇌는 틀에 박힌 해결책을 작동시켜. 이런 지식이 자동으로 떠오르는 까닭은 유용하고, 무척 효율적이기 때문이야. 그렇지만 모두가 떠올리는 것이기에 별로 창의적이지가 않지. **나이가 들수록 고착 효과는 커져.** 열 살짜리 아이들은 달걀에 낙하산을 달아서 떨어지는 속도를 늦춘다는 생각을 거의 안 해. 그러니까 이 아이들에게는 그런 답이 아직은 저절로 떠오르지 않는 거야. 대신 다른 답변을 훨씬 쉽게 탐구하지. 반면에 청소년이나 어른들은 거의 모두가 다 낙하산이나 열기구를 사용하는 방법을 떠올려.

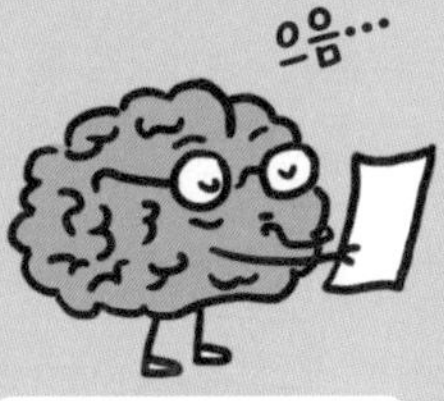

실험실로!

혁신적인 해답을 찾으려면, 이제껏 없었던 해법을 찾아내기 위해 여러 경로를 충분히 탐구해야 하는 경우가 많아.

예를 들어, 아직 아무도 떠올리지 못한 의자를 발명해야 하는 디자이너라고 해 봐. 머릿속에 가장 먼저 떠오르는 건 다리 4개, 바닥 1개, 등받이 1개가 달린 의자겠지. 아주 창의적인 답을 내놓으려면, 이렇게 가장 먼저 떠오르는 생각을 넘어설 수 있어야 해. 뇌에게는 아주 어려운 일이지!

우리 실험실에서는 뇌파 측정기를 이용해서 청소년들의 뇌에서 일어나는 전기 활동을 기록했어. 뇌파 측정기는 전극이 256개가 달린 수영 모자처럼 생긴 기계야. 청소년들에게 우산이나 모자 같은 여러 물건들을 어떻게 창의적으로 사용할 수 있을지를 상상해 보라고 했어. 실험 결과, **청소년들이 창의적일수록 뇌 앞쪽에 있는 전전두피질의 활동이 더 활발하다는 사실이었어.** 그러니까 여러 해결책을 탐구해 볼 수 있도록, '굳어진 생각을 떨쳐 낼 수 있게', 그러니까 맨 처음 떠오른 생각에 붙들리지 않게 해 주는 건 바로 전전두피질인 거지.

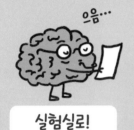

우리를 창의적으로 만들어 주는 마법의 레시피가 있을까?

사람들은 보통 예를 들어 보이면 더 창의적인 해결책을 내놓을 수가 있다고 생각해. 예를 들어 주는 게 효과적일 때가 많으니까. 학교에서 복잡한 수학 문제를 배울 때, 선생님은 예를 들면서 설명할 거야. 그렇게 하면 그 문제에 맞는 해법을 더 쉽게 찾는 경우가 많아. 그래서 선생님과 부모님은 예를 들어 주면 분명 더 창의적인 사람이 되는 데에도 도움이 될 거라고 생각하지. 그렇지만 실제로는 그렇지가 않아! 우리 실험실에서는 달걀 문제를 풀 때 청소년들에게 예를 하나 보여 주면, 그렇게 예로 든 생각과 아주 비슷한 생각에만 갇히게 된다는 사실을 밝혀냈어.

그렇다면 절대로 예를 들어서는 안 된다고 결론을 내릴지도 모르겠네. 사실은 그렇게 간단하지만은 않은 문제야. 우리가 내놓는 예가 어떤 종류인지에 주의를 기울여야 해. 만약에 어느 누구도 떠올리지 않는 예를 준다면, 더 창의적인 답을 내놓을 수 있어. 그렇지만 전혀 독창적이지 않은 예를 들어 주면, 창의적인 해결책을 내놓기가 훨씬 더 힘들어질 거야.

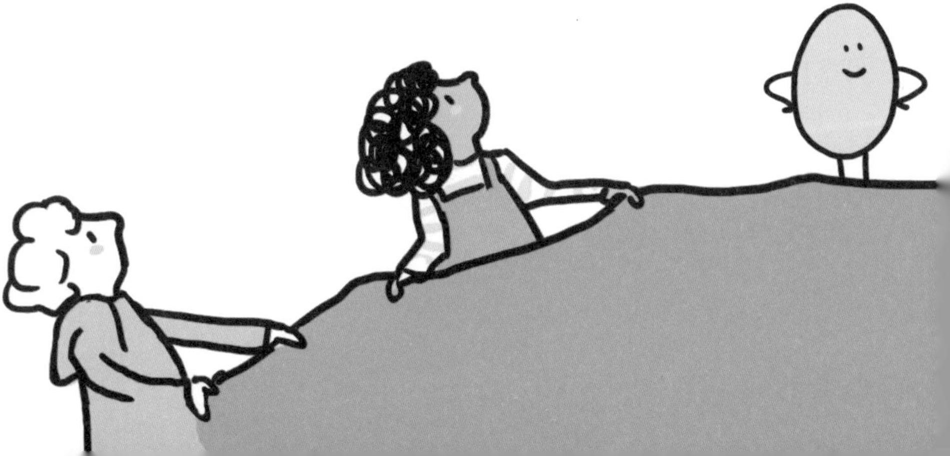

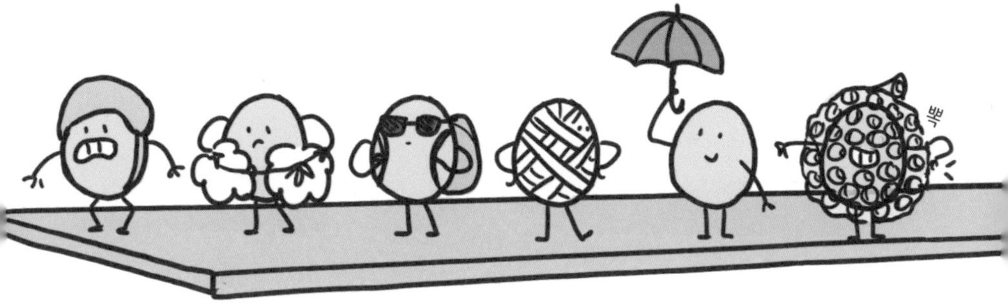

우리 뇌는 전혀 창의적이지 않은 생각을 붙들고 있을 수도 있지만, 또 한편으로는 사람들이 자신을 평가한다는 사실을 알 때 자극을 받을 수도 있어. 우리는 어린이, 청소년, 그리고 청년들에게 달걀 문제를 혼자서도 풀어 보고, 각각의 아이디어가 얼마나 창의적인지를 평가해 줄 전문가가 있는 상황에서도 풀어 보라고 해 봤어. 어린이들은 전문가가 함께 있을 때 창의성이 떨어졌지만, 청소년들은 전문가가 같이 있을 때 더 창의적인 대답을 내놓았어.

우리 뇌는 평가받고 있다는 사실을 알면, 한계를 넘어설 수 있을 때가 많아!

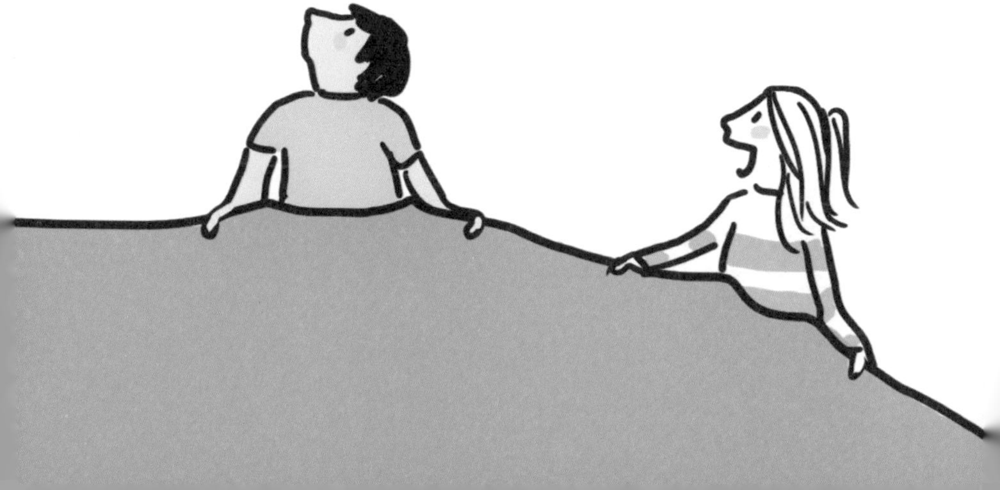

엄마 아빠, 도전해 보세요!

땅콩 물에 띄우기

준비물

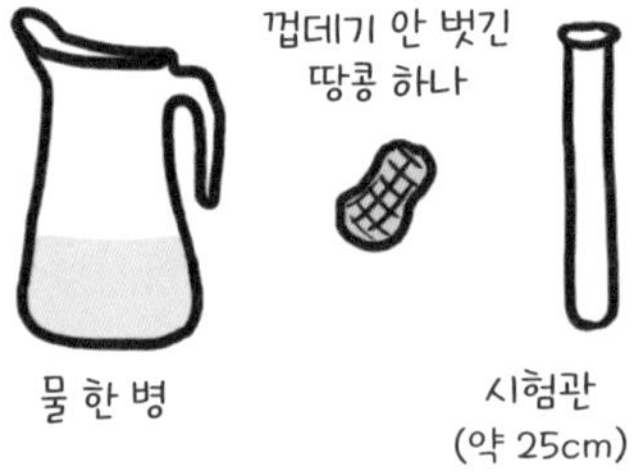

탁자 위에 세로로 고정된 시험관 안에
땅콩을 넣어 봐. 그리고 물 한 병을 준비해.

목표 : 시험관을 뒤집지 않고 땅콩을
시험관에서 빼내야 해.

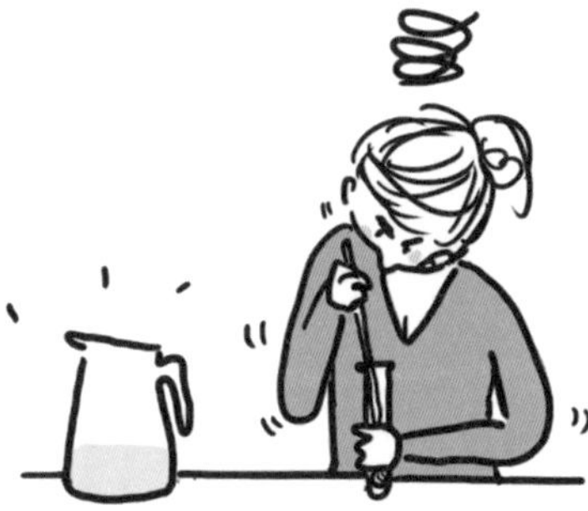

밧줄 묶기

준비물

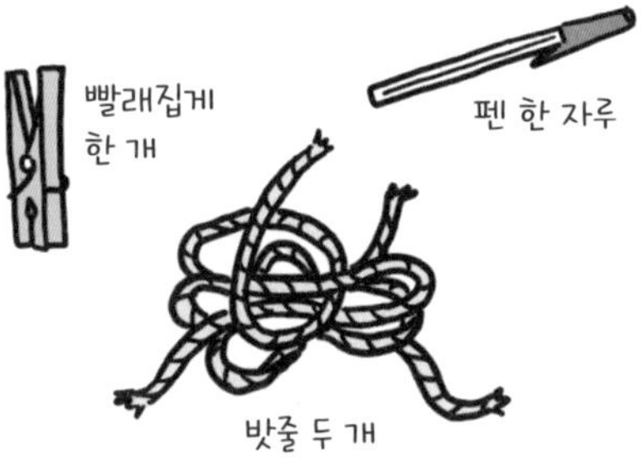

어른에게 도움을 받아서 밧줄 두 개를
천장에 매달아. 밧줄 하나를 붙잡은
채로 다른 밧줄을 잡을 수 없을 만큼
멀리 떨어뜨려서 매달아야 해. 그 옆에
빨래집게와 펜을 놓아 둬.

목표 : 밧줄 두 개를 서로 묶어야 해.

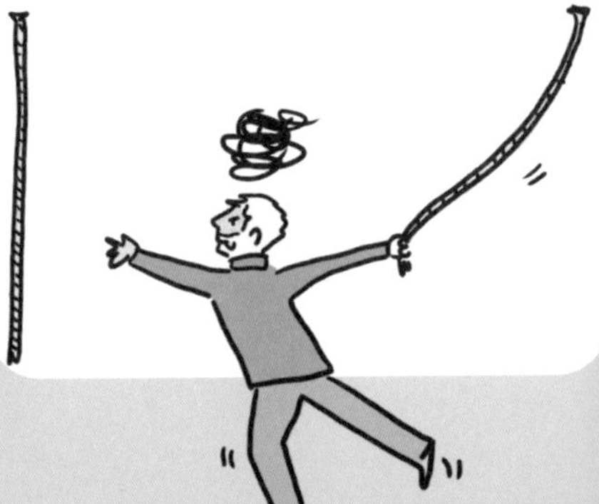

점 아홉 개 잇기

준비물

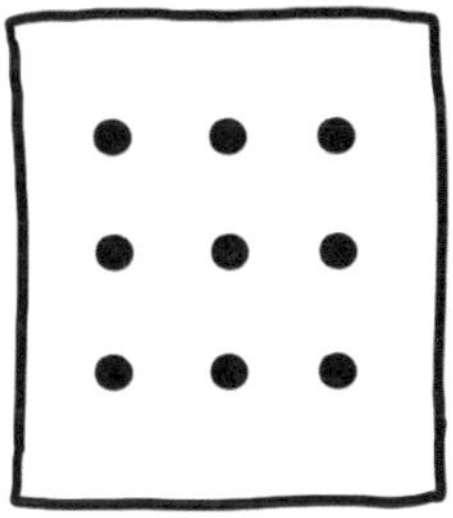

이 무늬를 그대로 옮겨 그린 종이 한 장

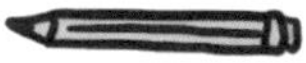

연필 한 자루

목표 : 연필을 종이에서 떼지 않고,
직선 네 개로 점 아홉 개를
모두 이어야 해.

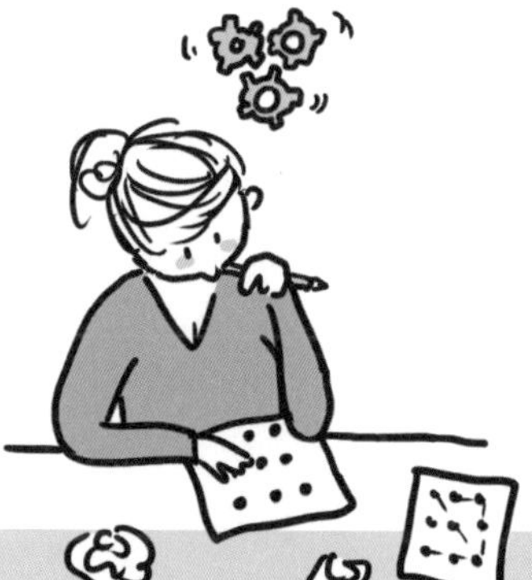

해결법

땅콩 물에 띄우기

물병에 있는 물을 활용해야겠다는 생각을 떠올려야 해. 시험관에 물을 채워서, 손으로 붙잡을 수 있는 높이까지 땅콩이 떠오르도록 만드는 거지.
연구 결과에 따르면, 오랑우탄들은 아주 빠르게 해결법을 찾아냈다고 해!

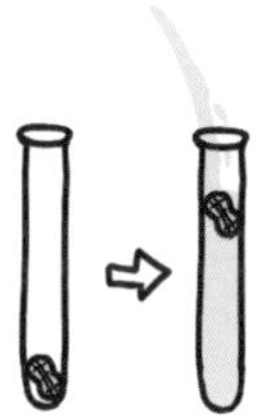

밧줄 묶기

한쪽 밧줄 끄트머리에 빨래집게나 펜을 달아서 진자 운동을 일으켜야 해. 그렇게 하면 밧줄 두 개를 잡아서 묶을 수 있을 거야.

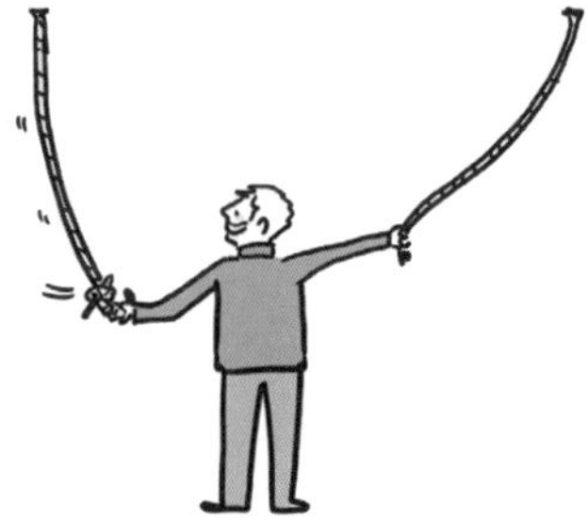

점 아홉 개 잇기

그림 밖으로 선이
벗어나는 걸
떠올려야 해.
문자 그대로
그림 밖으로 말이야!

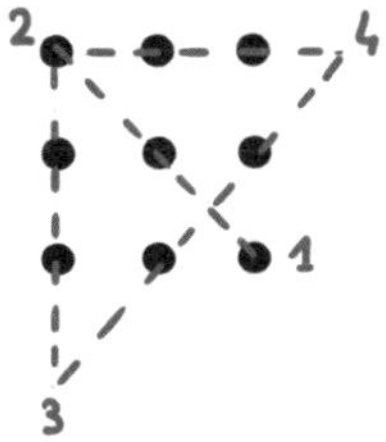

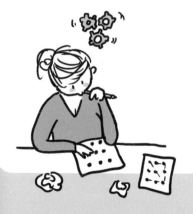

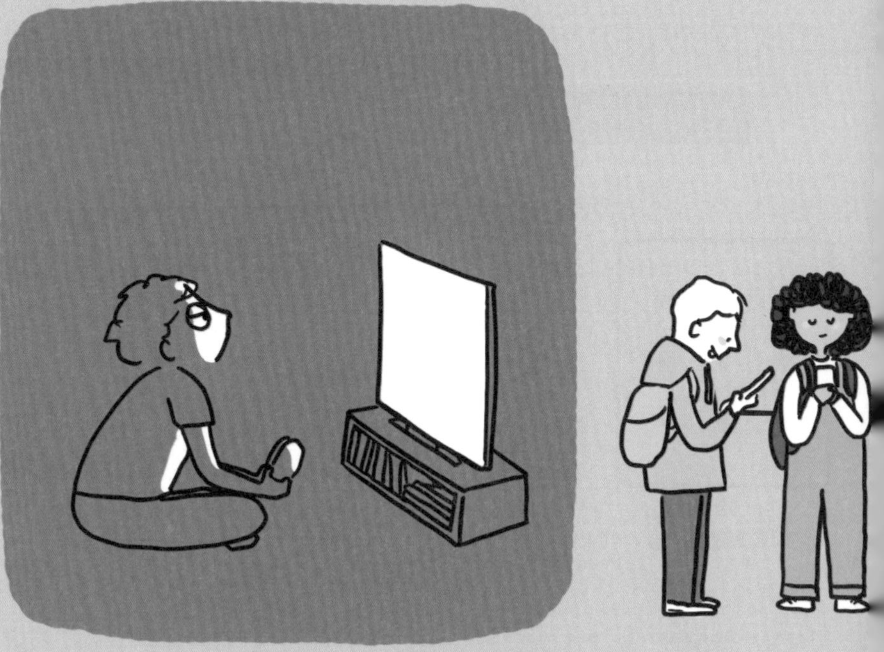

12세 청소년 가운데 87%가 이미 스마트폰을 가지고 있거나,
소셜 네트워크 서비스로 교류를 하거나,
온라인으로 게임을 하거나, 인터넷으로 검색을 해.

게임과 소셜 네트워크 서비스, 뭐가 문제일까?

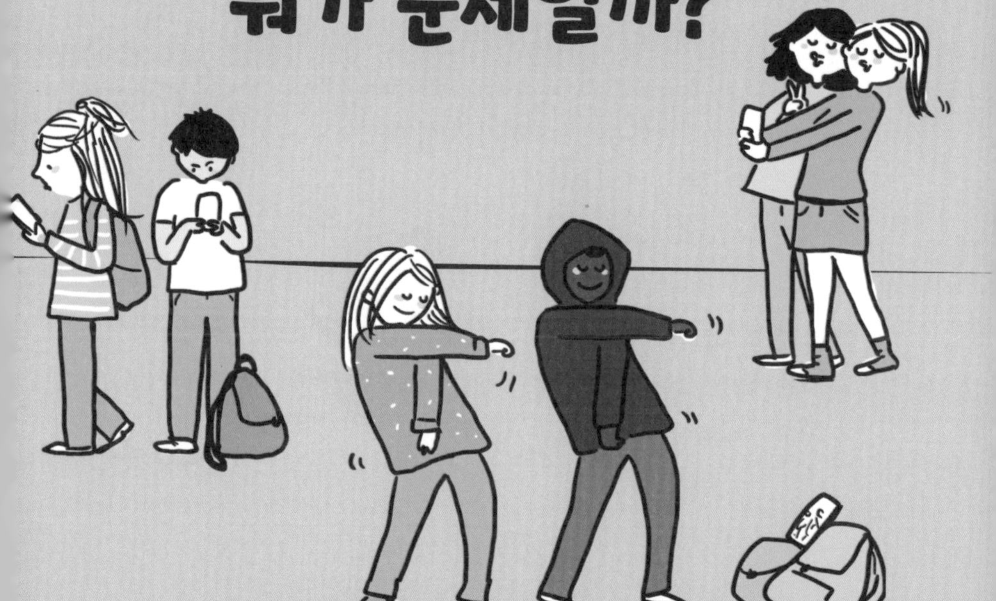

11세~14세 청소년은

여자아이들 가운데 74%, 그리고 남자아이들 가운데 69%가

소셜 네트워크 서비스 계정을 가지고 있어.

화면이 네 시간을 집어삼키고 있어!

11세~14세 청소년 가운데 여자아이들 72%와 남자아이들 68%가 하루에 3시간 넘게 디지털 기기 화면을 들여다보며 지내. 15세~17세 청소년 가운데서는 남자아이들 87%와 여자아이들 71%가 해당돼.

이렇게 화면을 들여다보며 시간을 보내는 게 뇌에도 영향을 끼칠까? 맞아. 그렇지만 지적, 사회적, 정서적 능력에 긍정적인지 부정적인지는 뚜렷하지 않아. 화면이 뇌에 끼치는 영향을 알아보려면, 단순히 얼마나 화면을 보며 지내는지 살펴볼 게 아니라, **화면을 보며 무얼 하는지**를 따져 봐야 하거든. 어쨌든 화면으로는 정말로 여러 가지 일을 할 수 있지!

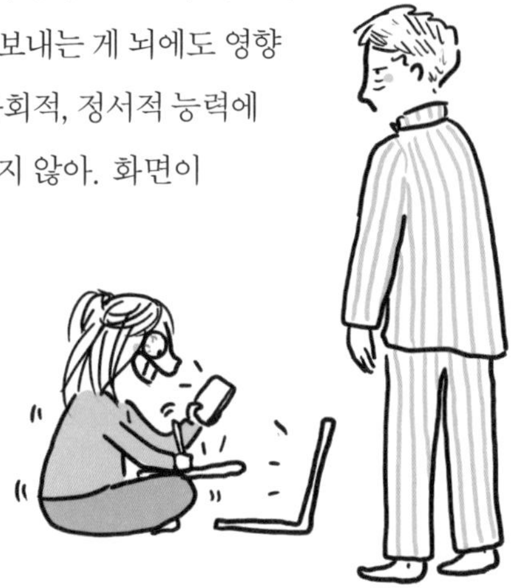

게임이 우리를 중독시키고 폭력적으로 만든다고?

세계보건기구는 2019년부터 **사람들이 게임을 할 때 더 이상 자제를 하지 못하고**, 다른 활동에 비해 게임을 **우선순위**로 삼고, 예를 들어 게임이 사회생활에 **부정적인 영향을 끼치는데도 게임을 멈출 수 없다면** 게임 사용 장애가 발생한 것이라고 보고 있어.

여러 플레이어가 접속하는 온라인 롤플레잉(MMORPG) 같은 게임들은 게임하는 시간을 조절하기가 더욱 어려워. 이런 게임들은 플레이어가 플

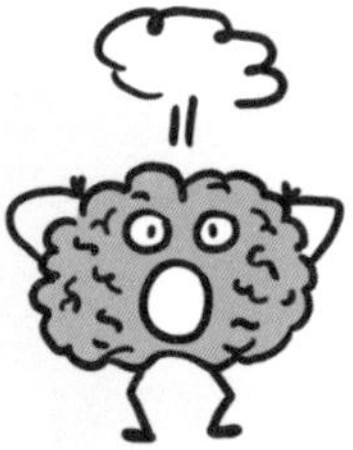

장난 아닌데!

11세~14세 청소년 가운데 10%가,
그리고 15세~17세 청소년 가운데
23%가 하루에 7시간 넘게
디지털 기기 화면을 보면서 보낸대!

랫폼에서 시간을 더 많이 보내도록 설계가 되어 있거든. 네가 접속하고 있지 않을 때에도 게임이 이어지기 때문이야. 아무것도 놓치고 싶지 않아서 계속 접속해 있고 싶은 거지. '월드 오브 워크래프트'처럼 12세 이상으로 분류된 게임이 있다면, 조금 더 기다렸다가 하는 게 좋아. 그래야 전전두피질이 좀 더 발달해서, 스스로를 잘 통제할 수가 있어.

그렇지만 걱정 마. 게임 사용 장애가 있기는 하지만, 이건 게임을 하는 사람들 가운데 아주 소수에게만 해당하는 얘기니까.(5% 이하야.)

심지어 게임이 긍정적인 영향을 끼칠 때도 있다니까. 1인칭 사격 게임(FPSG)처럼 액션이 가미된 게임은 주의력과 정보 처리 속도를 높여 줘. '포켓몬 고' 게임을 하는 청소년들은 평소보다 더 많이 걷고,(주변에 숨어 있는 포켓몬을 찾으러 가느라 말이야.) 몇 주 동안 게임을 하지 않은 청소년들보다

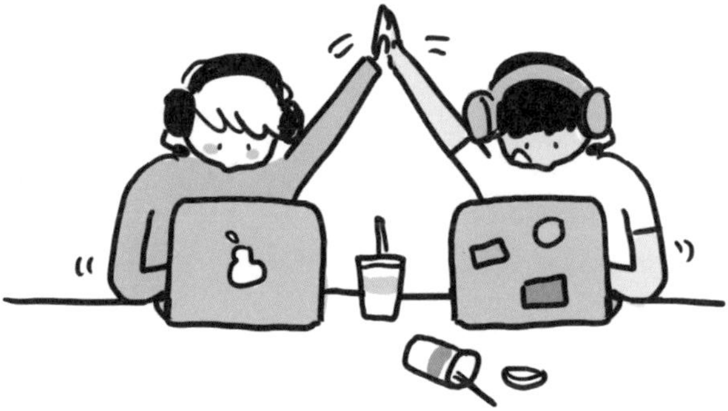

집중력과 사회성도 좋아진대. 또 평소에 듣던 얘기와는 반대로, 'GTA'처럼 폭력적인 게임을 한다고 해서 현실에서도 공격적이고 폭력적으로 바뀌는 건 아니야. 폭력적인 행동에 둔감해지는 것도 아니고 말이야. 그러니까 중요한 건, 게임을 하기 전에는 게임에 나와 있는 안내를 보고 네 나이에 알맞은 게임인지를 확인해야 한다는 뜻이야.

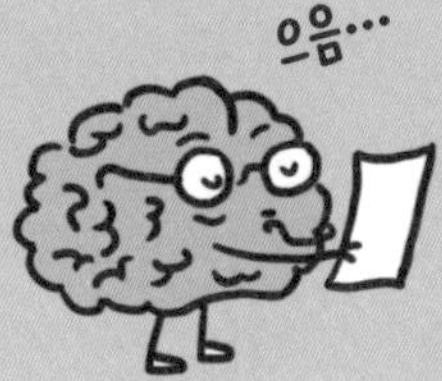

실험실로!

소셜 네트워크 서비스는 뇌에 영향을 끼쳐. 페이스북 친구가 많은 청소년의 뇌가 페이스북 친구가 적은 청소년의 뇌와 다르다는 사실이 연구를 통해 밝혀졌어. 특히 사회적인 정보를 처리하는 일과 감정과 관련된 영역이 달랐지.

또 청소년들이 자신의 인스타그램 계정에서 '좋아요'를 가장 많이 받은 이미지를 볼 때면, 다른 사람들과 상호작용을 하는 데에 쓰이는 뇌의 영역들이 더 강력하게 활성화된다는 사실도 밝혀냈어. 자기가 올린 포스팅이 **'좋아요'를 받으면 뇌에 있는 보상 체계의 활동이 증가해. '좋아요'를 받으면 기쁨을 불러일으키기 때문에, 점점 더 '좋아요'를 많이 받고 싶다는 마음이 들어.** 바로 이 때문에 소셜 네트워크 서비스에서 벗어나기가 어려운 거야. 온라인에서 다른 활동을 할 때도 그렇지만, 특히 제한 시간을 정해 두도록 해. 그래야 다른 일들을 할 시간이 확보되거든. 꼭 기억해. 청소년기에 뇌가 잘 발달하려면 **여러 활동을 충분히 하고, 현실에서 다른 사람들과 상호작용을 해야 해.**

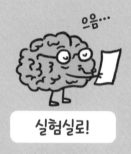

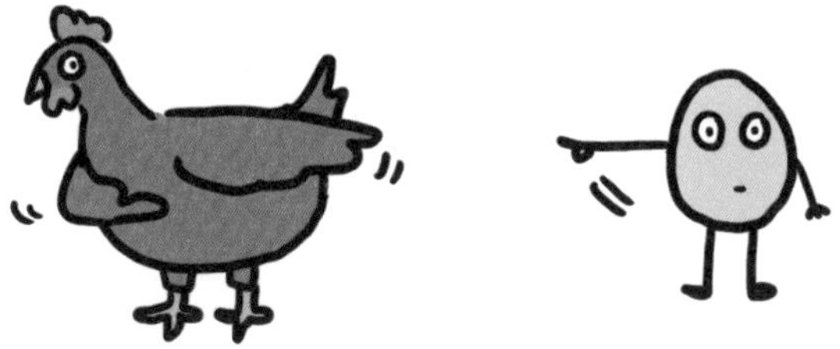
기분이 안 좋아서 화면을 보면서
정신없이 시간을 보내는 걸까?
아니면 화면 속으로 도망을 갔다는
사실 때문에 기분이
안 좋아지는 걸까?

인터넷과 소셜 네트워크 서비스가 정신줄을 놓게 만든다고?

여자아이들과 남자아이들 모두가 가장 많이 사용하는 소셜 네트워크 서비스는 유튜브와 스냅챗*이야. 조금 차이점이 있기는 하지만 말이야. 여자아이들 가운데 62%가 틱톡을 쓰지만, 남자아이들은 겨우 38%뿐이지. 15세~18세 청소년들은 인스타그램과 스냅챗을 가장 많이 이용해. 11세~18세 사이 청소년들은 주로 친구나 가족과 대화를 주고받거나, 영상을 보거나, 소식을 공유하거나, 좋아하는 스포츠 선수나 가수, 인플루언서를 팔로우하거나, 게임을 하려고 소셜 네트워크 서비스를 이용한다고 해. 청소년들 대부분은 소셜 네트워크 서비스를 통해 다른 사람들과 비교적 긍정적인 상호작용을 한다고 생각하지.

그렇지만 몇몇 연구에 따르면, **15세 청소년 가운데 최대 10%가 소셜 네**

* 스냅챗 : 받은 사람이 메신저를 확인하고 24시간이 지나면 메세지가 사라지는 특징이 있는 미국의 모바일 메신저.

트워크 서비스를 사용하는 데 문제가 있다고 해. 인터넷과 소셜 네트워크 서비스의 사용이 청소년들의 정신 건강과 행복에 어떤 영향을 끼치는지는 화면을 보며 지내는 시간이 얼마나 많은지에 달려 있어. 하루에 인터넷을 두 시간 이하로 사용하면 우울증 위험이 줄어드는 반면에, 하루에 두 시간 넘게 인터넷을 사용하면 우울증 위험이 늘어나거든. 청소년들이 디지털 기기 화면을 보며 보내는 시간과 우울감 사이에 상관관계가 있다는 데에는 전문가들 사이에 이견이 없어. 설령 그 상관관계가 아주 적다고 하더라도 말이야.

그렇지만 같은 청소년 집단을 대상으로 3년 넘게 진행한 또 다른 연구에 따르면, 이 청소년들의 우울감은 소셜 네트워크 서비스에서 보내는 시간과 직접적인 관련이 없다고 해. 정리하자면, 인터넷과 소셜 네트워크 서비스를 과도하게 사용하는 게 청소년들에게 우울감을 불러일으키는 건 아니야. 그렇지만 지나치게 소셜 네트워크 서비스에 빠져 지내는 청소년들이 있다면, 심리적으로 어려움을 겪고 있다는 신호일 수도 있어.

수면과 비만 : 디지털 화면은 친구가 아니야

디지털 화면을 지나치게 보는 게 청소년의 뇌와 학습에 어떤 영향을 끼치는지는 아직 또렷하게 밝혀지지 않았어. 그렇지만 모든 전문가들이 동의하는 사실 두 가지가 있어. 텔레비전, 컴퓨터, 태블릿 PC, 또는 스마트폰 화면을 보는 데 시간을 많이 쓰면 몸무게와 비만, 또 수면의 질에 영향을 받을 수 있다는 점이야.

특히 텔레비전을 보며 시간을 보내면 체중이 증가해서 비만이 될 위험

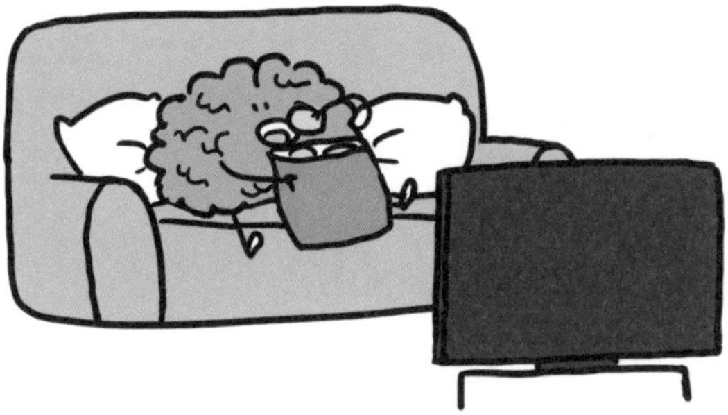

이 늘어나. 텔레비전을 볼 때는 의식하지도 못한 채로 무언가를 먹기가 쉽거든. **몸무게를 관리하는 가장 좋은 방법은 신체 활동을 하는 거야.**

화면을 보며 시간을 보내면 수면의 질도 나빠져. 잠들기 바로 전에 화면에서 나오는 인공 빛을 보게 되면 몸속에 있는 생체 시계와 상반되는 정보를 뇌로 전달해서 잠이 들지 못하게 방해해.

수면의 질과 지속 시간을 높이려면 **잠들기 한 시간 전에는 디지털 화면을 보지 말아야 해.** 수면은 청소년의 뇌와 학습에 중요한 요소야. 이제 네가 할 일이 뭔지 잘 알겠지!

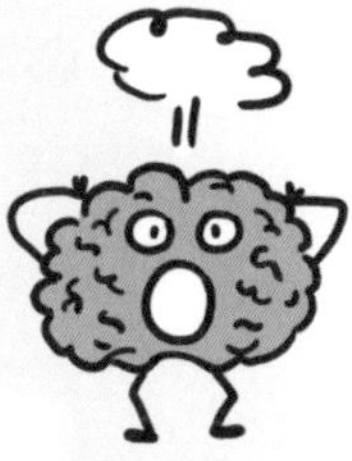

장난 아닌데!

어떤 사람들은 인터넷에서 벌어지는 일을 놓칠까 봐서 두려워하며 지내. 그것 때문에 계속 온라인에 접속해 있지. 이를 두고 고립공포감(FOMO)이라고 해. (“Fear Of Missing Out”, 즉 놓칠까 봐 두려워한다는 뜻이야.)

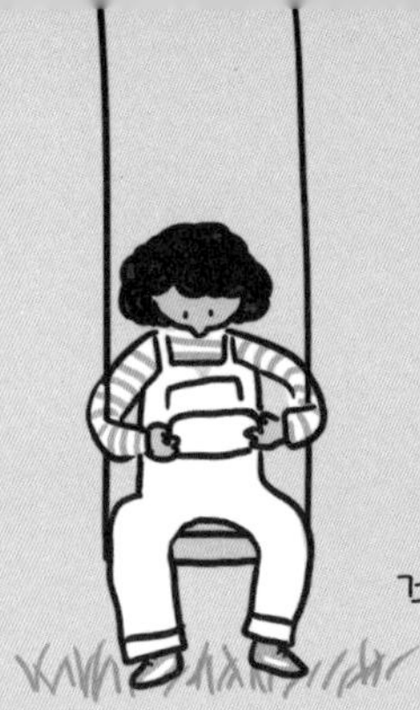

게임, 잘 통제하고 있을까? 시도 때도 없이 할까?

게임은 장점이 많아. 생각하는 법을 길러 주고, 긴장을 풀게 해 주고, 걱정에서 벗어나고, 다른 사람들과 관계를 맺을 수 있게 해 주니까….
게임하다 보면 시간이 어떻게 흐르는지 모를 때가 많지!
그런데 잠깐만. 아무래도 좀 많이 하는 건 아닐까?

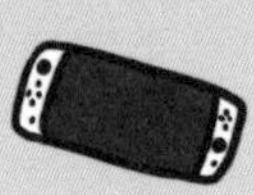

거의 날마다 게임을 한다.
○ 네 ○ 아니오

쉬지 않고 오랫동안 게임을 한다 (3~4시간을 이어서 한다).
○ 네 ○ 아니오

게임을 할 수 없을 때면 짜증이 난다.
○ 네 ○ 아니오

게임을 하고 있지 않을 때에도 계속 게임 생각이 난다. 특정한 부분들이 떠오르고, 앞으로 할 게임을 생각한다.
○ 네 ○ 아니오

게임하는 시간이 점점 늘어난다.
○ 네 ○ 아니오

게임을 하며 보내는 시간을 줄이려고 시도해 봐도 성공하지 못한다.
○ 네 ○ 아니오

몰래 게임을 하는 경우가 많다.
○ 네 ○ 아니오

게임을 할 때면 강렬한 흥분을 느낀다.
○ 네 ○ 아니오

게임을 하려고 학교를 빠진 적이 있다.
○ 네 ○ 아니오

얼마나 오래 게임을 했는지 거짓말한 적이 있다.
○ 네 ○ 아니오

게임을 하고부터는 운동을 하거나 친구들을 만나지 않는다.
○ 네 ○ 아니오

게임을 멈추기가 어렵다.
○ 네 ○ 아니오

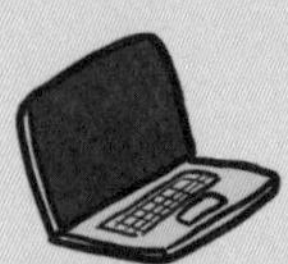

4개 이상 "네"라고 답했다면, 지금 게임이 인생에서 큰 부분을 차지하고 있는 거야. 그러면 발달하는 데 필요한 다른 활동들을 하지 못하게 방해를 받고 있는 걸 수도 있어. 더 미루지 말고, 부모님이나 믿을 수 있는 어른과 함께 이 문제에 관해서 얘기를 나눠 봐.

소셜 네트워크 서비스, 멈추라고 말할 수 있겠어?

요즘에는 소셜 네트워크 서비스 없이 지내기가 어려워.
그런데 말이야, 너는 소셜 네트워크 서비스를 잘 조절하고 있을까?

날마다 소셜 네트워크 서비스에 접속해서 보내는 시간이 얼마나 돼?

★ 1시간 이하야. 로그인하려 할 때마다 아이디를 까먹는 일도 흔해.

▲ 3시간 이상이야. 이런저런 정보를 확인하는 걸 좋아하거든.

● 6시간 이상이야. 부모님도 잘 알고 있어서, 스냅챗으로만 연락을 해.

너한테 디지털 디톡스란…

★ 최신 유행하는 스무디인가?

▲ 부모님처럼 엄청 나이 많은 사람들이 비밀스럽게 계략을 꾸미듯이 하는 것.

● 악몽 그 자체지. 그런 걸 왜 해?

휴대폰이 가까이에 없을 때면…

★ 아, 맞다! 깜박 잊고 다닐 때가 많아.

▲ 마음을 진정시키려고 손을 주머니에 찔러 넣고 다녀.

● 중요한 일을 놓쳤을까 봐 스트레스 받아 죽을 것 같아. 외계인이 침공해 왔다든지 말이야, 혹시 모르잖아?

알림이 오면…

★ 여섯 달은 지나서야 확인을 해. 아이코!

▲ 쉬는 시간에 확인할 거야. 급할 거 없지.

● 휴대폰을 당장 열어 봐.

★가 가장 많은 경우

소셜 네트워크 서비스와 남남이구나. '현실'에서 여러 활동을 하는 걸 좋아하는 편이네. 친구들도 그걸 잘 알고 있어서 도무지 연락이 안 된다며 너한테 줄곧 투덜거리고 말야!

▲가 가장 많은 경우

소셜 네트워크 서비스를 활용할 줄 아는구나. 인상 깊은 사람들을 팔로우하고, 기분을 전환하고, 온라인으로 대화를 나누지. 그렇다고 다른 활동들을 그다지 등한시하지도 않지.

●가 가장 많은 경우

소셜 네트워크 서비스의 대장이구나. 밈을 잔뜩 사용하고, 태그를 달고, '좋아요'를 누르고, 그림자보다도 더 빨리 트윗을 하고, 어디에나 빠지는 법이 없지…. 주변 사람들과 단절되지 않도록 조심해야 해. 현실도 아주 중요하니까!

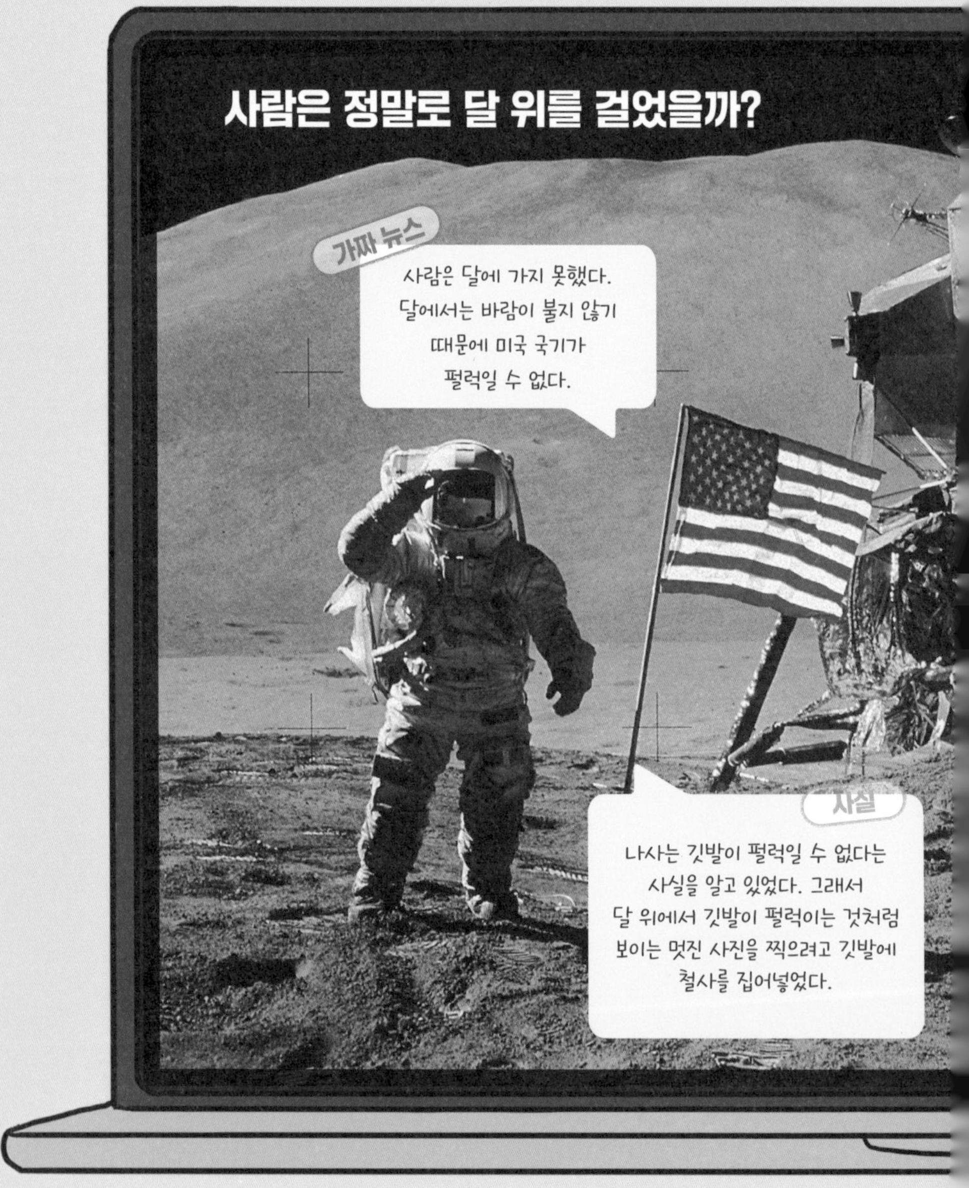
사람은 정말로 달 위를 걸었을까?
가짜 뉴스
사람은 달에 가지 못했다. 달에서는 바람이 불지 않기 때문에 미국 국기가 펄럭일 수 없다.
사실
나사는 깃발이 펄럭일 수 없다는 사실을 알고 있었다. 그래서 달 위에서 깃발이 펄럭이는 것처럼 보이는 멋진 사진을 찍으려고 깃발에 철사를 집어넣었다.

가짜 뉴스 저리 비켜!

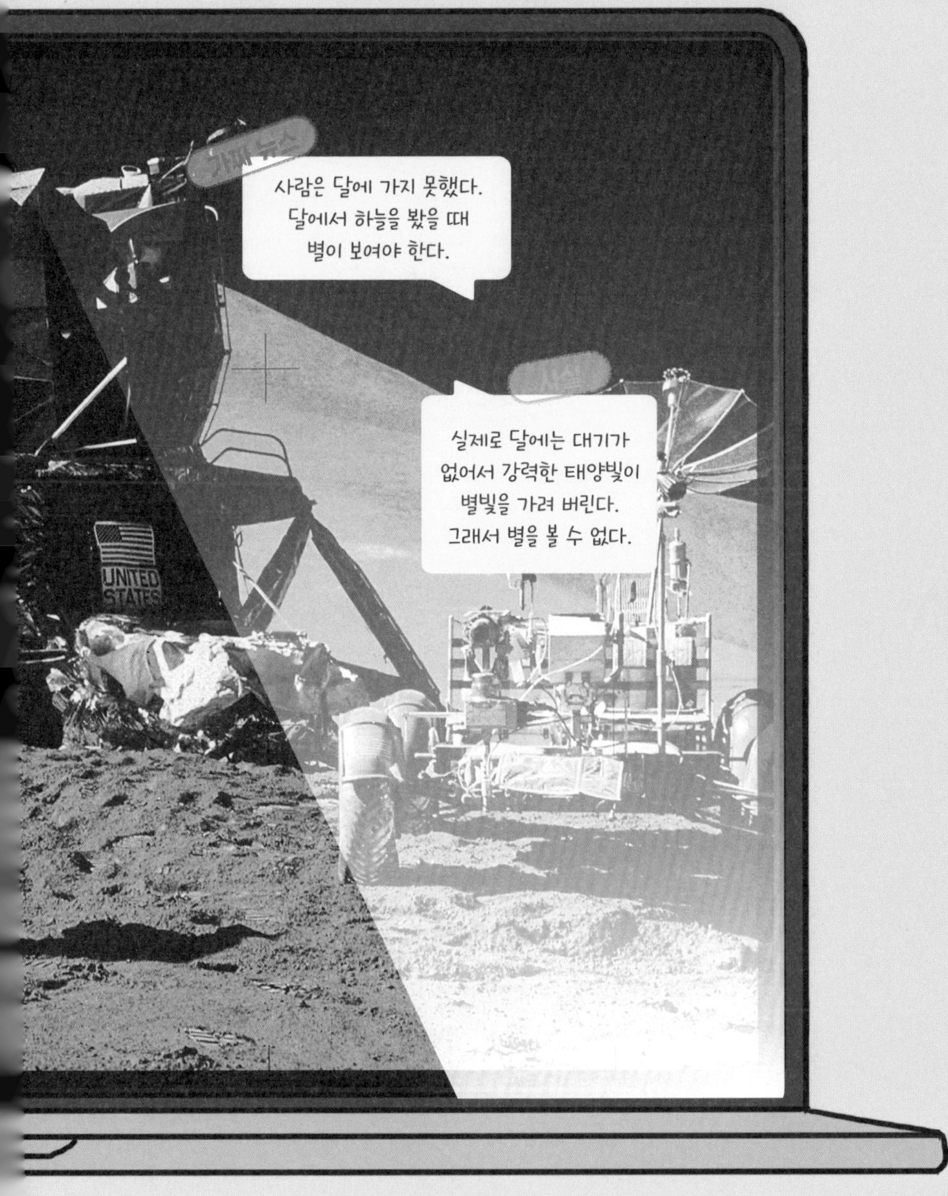
가짜 뉴스
사람은 달에 가지 못했다.
달에서 하늘을 봤을 때
별이 보여야 한다.
사실
실제로 달에는 대기가
없어서 강력한 태양빛이
별빛을 가려 버린다.
그래서 별을 볼 수 없다.
UNITED
STATES

가짜 뉴스일까, 아닐까?

알다시피, 인터넷에서 찾을 수 있는 정보 가운데는 가짜가 많아. 그중에 어떤 건 읽는 사람들을 속이려고 일부러 꾸며 낸 거야. 이런 걸 '가짜 뉴스'라고 해. 그러니까 완전히 지어낸 정보를 퍼뜨리거나 공유해서 우리 생각을 조작하려는 거지. 대부분은 정치와 관련 있는 정보지만, 건강이나 생태 같은 다른 분야에서도 가짜 뉴스는 돌아다녀. 그래서 이런 가짜 뉴스를 가려내는 법을 아는 게 정말로 중요해. 가짜 뉴스를 찾아내는 건 생각보다 어렵거든. 특히 소셜 네트워크 서비스에서는 말이야.

가짜 뉴스는 보통 우리가 미디어에서 접하는 정보를 흉내 내서 만들어져. 청소년들에게 정보를 보여 주며 진짜인지 가짜인지를 판단해 보라고 하는 실험을 했어. 청소년들은 어른들보다 훨씬 판단을 내리기 어려워했지. 그렇다고 해서 어른들이 아주 잘 판별해 내는 것도 아니기는 해!

'가짜 뉴스'를 가려내는 가장 효과적인 무기는 바로 비판적 사고야! 그렇지만 주의해야 해. 비판한다는 건 모든 걸 문제 삼는 것이 아니라, 찬성과 반대 의견을 따져 보고, 정보에 담긴 내용을 분석하고, 종종 우리를 오류에 빠뜨리는 기계적인 사고를 깨닫고 거기에 저항한다는 뜻이야.

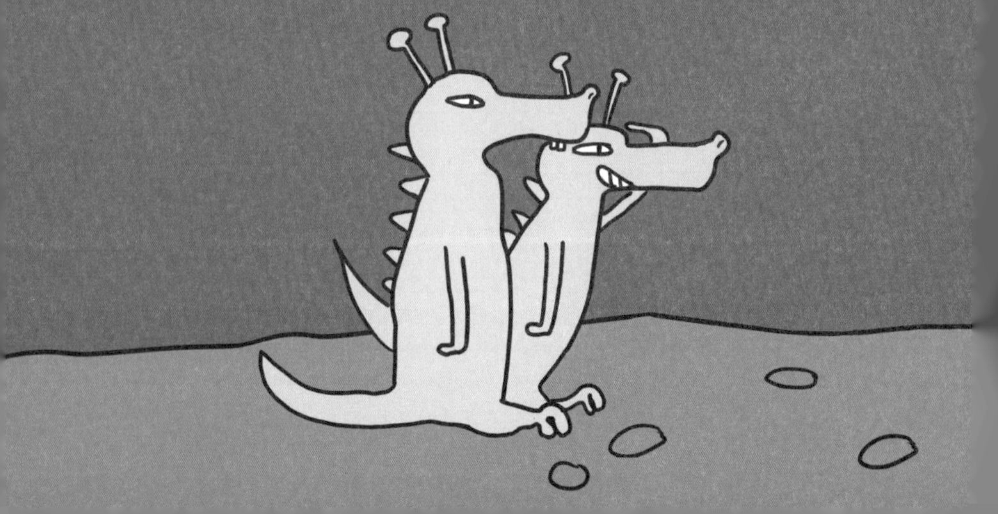

음모론은 그냥 가짜 뉴스가 아니야

인터넷에서 음모론을 가려내는 일은 '가짜 뉴스' 보다는 훨씬 쉬워. 그렇지만 음모론에 넘어가지 않기는 훨씬 어렵지. 음모론은 특정한 사건 뒤에는 세상을 지배하고 인류를 조작하려는 비밀 단체가 숨어 있다고 주장해. 그걸 증명하기 위해 모든 가짜 정보를 모아 근거로 삼지. 음모론은 이런 식으로 역사적 사실이나 분명하게 확립된 과학적 지식에 의문을 제기해.

파충류 외계인이 비밀리에 지구를 지배하고 있다는 음모론이 있어. 이 얘기를 들으면 너는 웃음을 터뜨리면서 믿지 않겠지. 그렇지만 예전 뉴질랜드 수상이 텔레비전에 나와서 자기는 파충류 외계인이 아니라고 얘기해야 했다는 사실도 똑똑히 알고 있어야 해! 음모론자들은 자신들의 이론을 옹호하기 위해서 다른 사람들을 설득하려고 소위 '증거'라고 하는 가짜 정보를 한데 엮어 주로 동영상으로 만들고는 해. 이걸 보는 사람들은 어떤 게 진실이고 거짓인지를 또렷하게 알기 어려워. 또는 그 주제에 관해서 반박할 수 있는 지식을 모두 갖추고 있지 않기 때문에, 어떤 사람들은 결국 음모론을 믿게 되지.

프랑스에서 실시한 어느 연구는 나이가 어릴수록 음모론에 더 민감하게 반응한다는 사실을 밝혀냈어. 18세~24세 연구 대상자들 가운데 28%가 최소 다섯 가지 음모론을 믿었어. 65세 이상 연구 대상자들 가운데는 고작 9%만이 음모론을 믿었지. 그러니까 가짜 뉴스와 음모론에 휩쓸리지 않으려면 얼른 뇌를 무장해야 해!

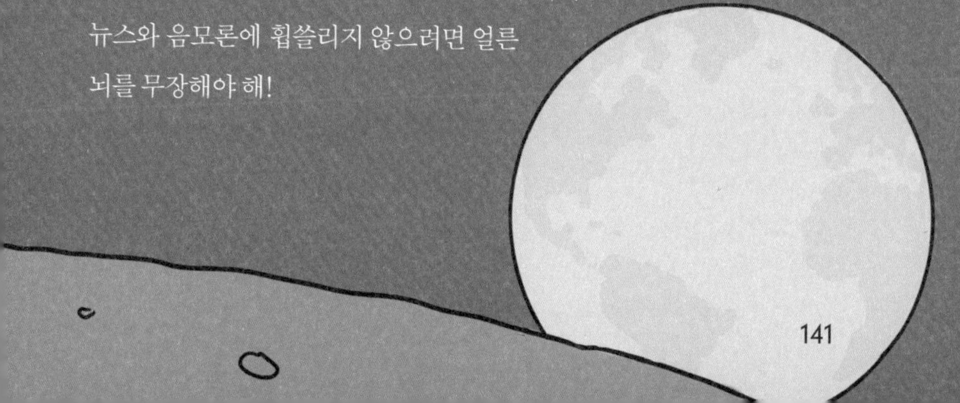

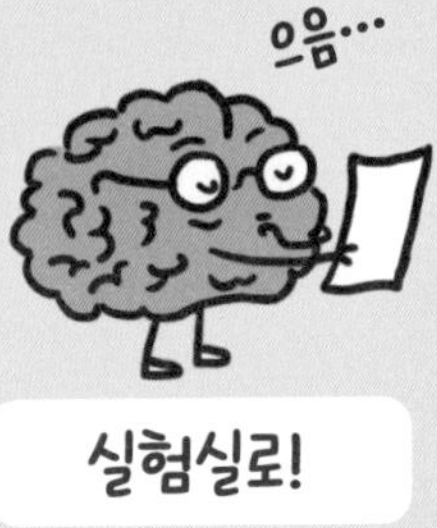

어떤 정보가 진짜인지 가짜인지를 판단할 때면 뇌는 이미 본 적이 있는 정보를 더 믿는 편이야. 이를 **오류적 진실 편향 또는 효과**라고 해. 소셜 네트워크 서비스에서 어떤 정보를 더 많이 볼수록, 점점 더 사실이라고 믿게 되는 거야!

우리 실험실에서는 연구자들이 이런 오류적 진실 효과에 청소년들이 청년층과 똑같은 수준으로 민감하게 반응한다는 것을 보여 주었어. 연구자들은 청소년들이 앞서 이미 한 번 본 적 있는 가짜 뉴스를 훨씬 더 분간해 내기 어려워한다는 점을 관찰했지. 만약에 어떤 가짜 뉴스가 수천 번, 심지어는 수만 번 공유되어서 보고 또 보고, 계속 보게 되면 어떤 일이 벌어질지를 상상해 봐. 그 이야기를 믿지 않을 수 없을 거야.

가짜 뉴스에 태그를 달자!

그렇다면 어떻게 해야 우리 뇌가 잘못된 정보를 찾아내도록 할 수 있을까? 전문가 집단이나, '팩트 체커', 또는 인공지능이 발견해 낸 모든 가짜 정보에 가짜 뉴스 태그를 달아 달라고 요청하는 거야. 몇몇 소셜 네트워크 서비스에서는 이미 시행하고 있는데, 효과가 아주 좋아! 사람들은 가짜 뉴스 태그가 달린 정보는 덜 공유하고 덜 믿게 돼. 한 가지 안 좋은 점은 사람들이 이 태그에만 의존해서 다른 가짜 뉴스는 가려내지 않는다는 거야.

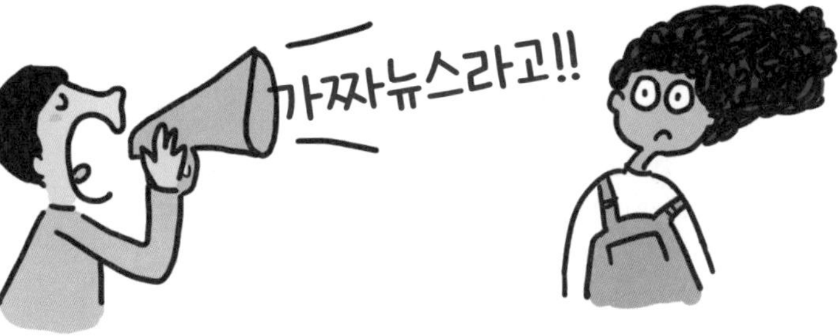

심리학 연구자인 데이비드 랜드와 고든 페니쿡은 이런 편향에다 **암시적 진실 편향**이라는 이름을 붙였어. 모든 가짜 뉴스에 태그가 달려 있을 수는 없다는 사실도 확실하게 알고 있어야 해. 그런 걸 스스로 분간할 수 있게 뇌를 훈련해야 하고, 비판 정신을 발휘해야지.

네 의견을 확고하게 해야 해

눈앞에 보이는 정보가 의심스러울 때는 친구한테 한번 물어볼 수도 있어. 어른들은 대부분 그렇게 해. 미디어에 나오는 것보다는 친구에게서 들은 정보를 더 믿는 편이거든. 소셜 네트워크 서비스에서도 우리가 접하는 **정보에 관해서 의견을 달아 둔 댓글을 볼 수 있어.** 그런 댓글은 좋기도 하고, 나쁘기도 해. 좋은 점은 바로 누군가가 가짜 뉴스를 찾아냈다면 그 내용을 댓글에 알려 둘 수 있기 때문이야. 그러면 다른 사람들이 그 정보 덕분에 함정에 빠지지 않도록 해 주겠지. 나쁜 점은 그렇게 댓글을 남기는 사람들도 대부분 가짜 뉴스를 구분해 내는 능력이 결코 너보다 낫지 않기

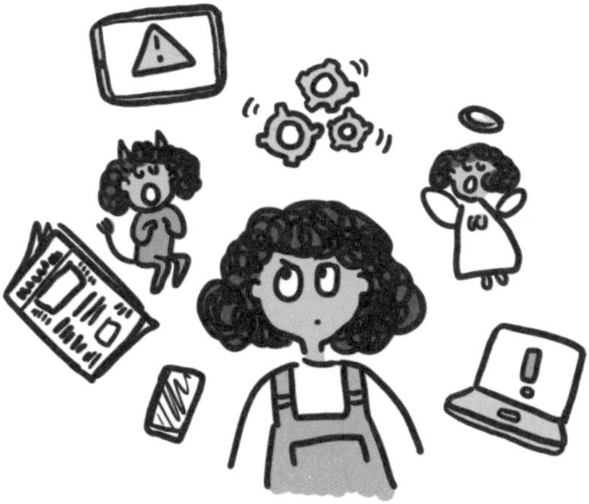

때문이야. 잘못된 정보인데도 모두들 진짜라고 댓글을 남길 수도 있는 거지. 그러다 보면 네가 잘못된 정보를 공유하게 될 수도 있는 거야.

이런 현상은 미국에서 실시한 한 과학적인 조사에서 벌써 증명되었어. 이 조사에 참가한 사람들은 다른 사람들이 남겨 둔 댓글만을 바탕으로 정보를 공유할 것인지 말 것인지를 결정해야 했지. 댓글을 단 사람들이 그 분야의 전문가인지도 모른 채로 말이야. 그러니까 다른 사람들 의견을 무조건 믿어서는 안 돼. 설령 그게 친구 의견일지라도 마찬가지야. 가장 잘 판단할 수 있는 건 오로지 우리 자신이라고!

네 의견대로도 생각해 보고, 반대로도 생각해 봐!

우리는 모두 속아 넘어갈 수도 있고, 가짜 뉴스가 사실이라고 믿을 수도 있어. 그리고 정도의 차이는 있지만 누구나 어떤 음모론에 동조할 수도 있지. 최근에 과학자들이 발견한 사실이 있는데, 바로 수련 문제(110쪽을 확인해 봐.) 같은 추론에서 함정에 빠지지 않은 사람들이 가짜 뉴스도 더 잘 가려내고, 음모론에도 덜 동조한다는 거야.

청소년들도 마찬가지야. 그렇지만 그렇게 알아볼 수 있으려면 늘 한 발짝 떨어져서 볼 줄 알고, 출처와 정보 작성자를 확인하고, 친구들 이야기에 의문을 품는 법을 연습하는 것밖에 다른 방법이 없어. 이렇게 노력해서 비판적 사고를 기르면 스스로 생각하고 또 심지어는 네 인지적 편향도 뛰어넘을 수 있게 될 거야.

가짜일까, 진짜일까?

아래에 나와 있는 정보 중에서 가짜 뉴스를 찾아봐.

1

테오도어 ...

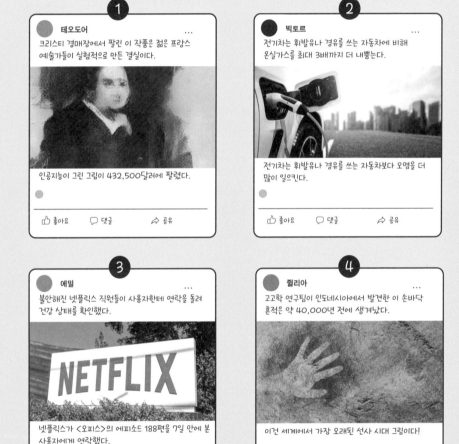

크리스티 경매장에서 팔린 이 작품은 젊은 프랑스 예술가들이 실험적으로 만든 결실이다.

인공지능이 그린 그림이 432,500달러에 팔렸다.

좋아요 댓글 공유

2

빅토르 ...

전기차는 휘발유나 경유를 쓰는 자동차에 비해 온실가스를 최대 3배까지 더 내뿜는다.

전기차는 휘발유나 경유를 쓰는 자동차보다 오염을 더 많이 일으킨다.

좋아요 댓글 공유

3

에밀 ...

불안해진 넷플릭스 직원들이 사용자한테 연락을 돌려 건강 상태를 확인했다.

넷플릭스가 <오피스>의 에피소드 188편을 7일 안에 본 사용자에게 연락했다.

좋아요 댓글 공유

4

쥘리아 ...

고고학 연구팀이 인도네시아에서 발견한 이 손바닥 흔적은 약 40,000년 전에 생겨났다.

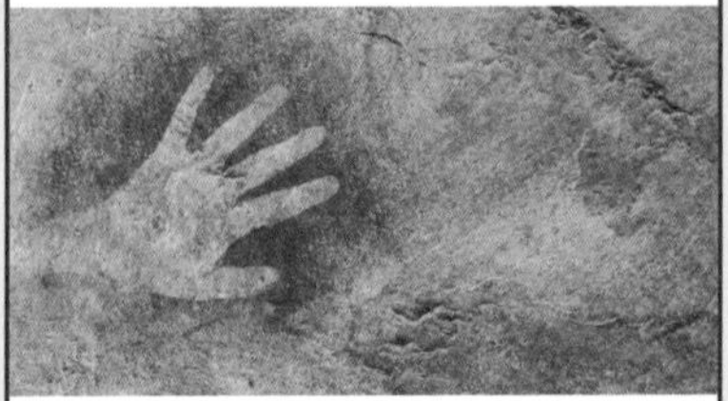

이건 세계에서 가장 오래된 선사 시대 그림이다!

좋아요 댓글 공유

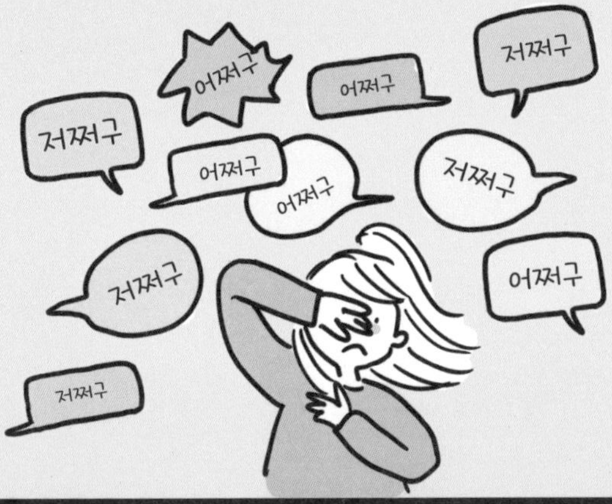

가짜 뉴스와 음모론을 알아보는 몇 가지 팁

믿을 만한 사이트일까?

정보의 출처를 확인해 보고, 믿을 수 있는 사이트인지 평가해 봐.

믿을 만한 작성자일까?

정보를 퍼뜨리기 전에 출처를 확인할 방법을 익혀 봐. 언론에서는 모두 정보를 내보내기 전에 '팩트 체크'를 해. 그렇다고 해서 언론이 절대 사실만 보도한다는 뜻은 아니지만, 실수를 하는 경우에도 정정보도를 통해 사실을 알려 줘.

진실과 거짓을 구분해야 해

신뢰할 수 있는 정보를 확인하고, 어떤 정보를 사실이라고 잘못 믿게끔 만들 만한 여러 편향을 잘 기억해 둬(116-117쪽을 확인해 봐). 주의해야 해. 모든 정보가 가짜라고 여기고 절대로 거기에 설득되지 않겠다는 건 좋은 방법이 아니야. 비판적 사고를 기른다는 건 출처를 분별하고, 믿을 수 있는 정보와 믿기 어려운 정보를 구분하는 법을 안다는 뜻이야.

증거가 사실일까?

사람들이 내세우는 증거의 질을 판단해 봐. 출처를 판단할 때와 마찬가지로, 그런 증거를 얻는 데 어떤 방법을 썼는지 물음을 던져야 해. 과학적인 방법을 통해 얻은 증거와, 아무런 방법론 없이 얻어 낸 증거는 결코 가치가 같지 않아.

예를 하나 들어 보자. 만약 하늘에서 해가 움직이는 모습을 관찰한다면, 태양이 지구 둘레를 돈다는 생각이 들 수도 있을 거야. 과학적인 방법을 이용하여, 특히 별들의 위치를 몇 달 동안 관측한 덕분에, 천문학자들은 태양이 움직이는 것이 아니라 지구가 태양 주위를 돈다는 사실을 증명했어.

정답: ① 사실 ② 거짓 ③ 거짓 ④ 사실 직접 검색을 해서 확인해 봐!

뇌가 응석을 받아 주면 안 돼

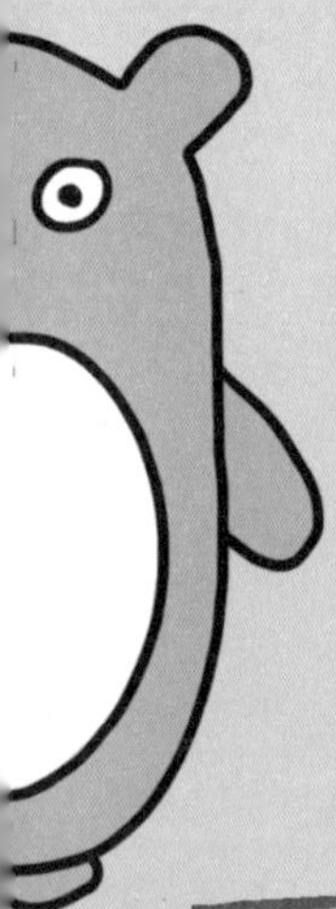

12월 30일

더 이상 견딜 수가 없다. 정말로 올해가 얼른 끝났으면 좋겠다. 요즘 기분이 너무 처진다. 아무도 만나고 싶지 않고, 밖에 나가고 싶지도 않다. 농구 하러도 안 간다. 아무것도 안 하고 그냥 침대에만 있고 싶다. ~~방에서 나가고 싶지 않아서 아픈 척을 할 때도 많다.~~ 그렇지만 오늘 저녁에는 기운을 좀 내 봐야지. 나엘이 언니들하고 같이 어마어마한 파티를 준비하고 있다. 사람들이 잔뜩 올 거다. 집에서 조금은 나갈 수 있을 것 같다. 2주 동안 엄마 아빠하고만 있다 보니 너무 진이 빠졌다. 나엘은 자기 언니 친구들 중에 담배를 피우고 술을 마시는 사람도 있다고 했다. 엄청 멋있었다고 했고, 술을 마시면서 웃음이 빵빵 터졌다고 했다. 또 담배도 피웠다고 얘기해 줬다. 나엘은 우리도 한번

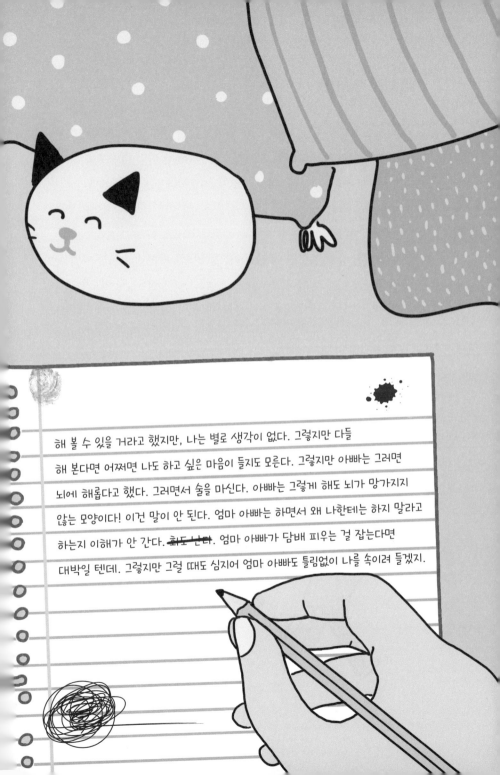

해 볼 수 있을 거라고 했지만, 나는 별로 생각이 없다. 그렇지만 다들 해 본다면 어쩌면 나도 하고 싶은 마음이 들지도 모른다. 그렇지만 아빠는 그러면 뇌에 해롭다고 했다. 그러면서 술을 마신다. 아빠는 그렇게 해도 뇌가 망가지지 않는 모양이다! 이건 말이 안 된다. 엄마 아빠는 하면서 왜 나한테는 하지 말라고 하는지 이해가 안 간다. ~~화도 난다~~. 엄마 아빠가 담배 피우는 걸 잡는다면 대박일 텐데. 그렇지만 그럴 때도 심지어 엄마 아빠도 틀림없이 나를 속이려 들겠지.

무서운 수치야!

17세 청소년 가운데 술, 담배, 또는 대마초를 한 번도 해 보지 않은 비율은 겨우 12%라고 해. 이 또래 청소년 가운데 39%가 이미 **대마초**를 해 본 적이 있고, 7%는 주기적으로 피우고 있어.(지난 30일 동안 적어도 10번 이상 피운 경우) 대마초를 주기적으로 피우는 비율은 남자아이들이 여자아이들보다 두 배 높았어.

술과 관련된 상황은 훨씬 더 안 좋아! 청소년들 가운데 44%가 이미 술을 아주 과하게 마신 경험이 있어.(한 번에 최소 다섯 병 이상을 마시는 거야. '폭음'이라고 해.) 조사를 하기 직전 30일 동안에 청소년들의 90%는 친구들과 술을 먹은 적이 있었고, 30%는 부모님과 함께 술을 먹은 적이 있었어! 프랑스 청소년들은 유럽 청소년들 평균에 비해 술을 더 많이 마셔. 술이 뇌에 어떤 영향을 끼치는지를 알면, 이게 얼마나 심각한 문제인지를 알 수

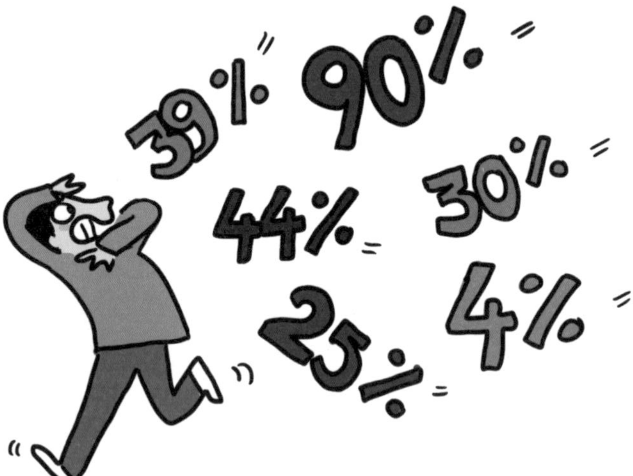

있을 거야.

17세 청소년 가운데 25%는 주기적으로 **담배**를 피워. 다른 약물을 소비하는 수치도 굉장히 걱정스러운 수준이야. 이 청소년들 가운데 3~4%는 코카인과 암페타민/엑스터시를 경험해 본 적이 있어. 9%는 파퍼를 해 보았고, 9%는 퍼플 드랭크(Purple drank)(역자 : 아편을 바탕으로 만든 약물)를 경험한 적이 있지.

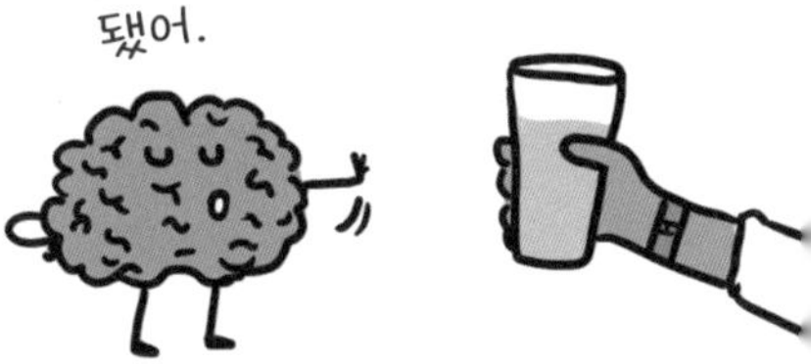

확실한 신호들

전문가들은 청소년기에 술이나 대마초에 지나치게 빠져들 위험이 있는 청소년들에게서 전조증상이 나타나는지를 알아보았어.

12세~14세 청소년들을 대상으로 실시한 연구에서, 자동으로 떠오르는 생각을 밀어내야 하는 과제를 수행할 때, 일부 청소년들은 전두엽이 비정상적으로 활동한다는 사실을 밝혀냈어. 예를 들어, '예라고도 답하지 말고, 아니오라고도 답하지 않는 게임'을 할 때 '예'나 '아니오'라는 말을 피하려 애쓸 때 말이야. 이렇게 몇 가지 기계적인 사고를 이겨 내기가 어려운 청소년들은, 청소년기 후반에 접어들었을 때, 술을 너무 많이 마시거나 심지어는 술에 의존하게 될 수도 있다고 예측했어.

12세~15세 청소년들은 아무 일도 하지 않을 때 보상 체계에서 일어나는 활동이 바로 3년쯤 뒤에 술을 지나치게 마실 수 있다는 걸 알려 주는 전조증상이야.

보상 체계 안에 있는 두 영역인 둘레엽과 전두엽의 크기 역시, 청소년기에 술과 대마초를 소비하는 성향과 아주 관련이 깊어. 이런 뇌의 특성은 특정 청소년들에게서 나타나는데 이 청소년들은 위험에 빠질 확률이 높아. 뇌가 아직 한창 자라고 있는 시기이기 때문에, 굉장히 큰 영향을 끼칠 수도 있거든.

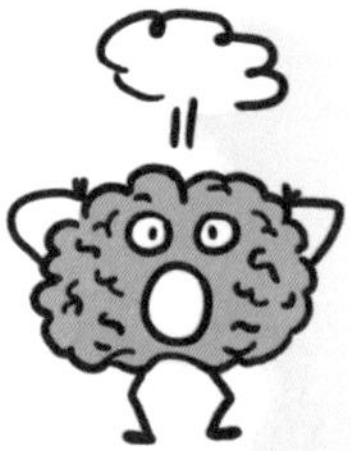
장난 아닌데!
술을 많이 그리고 빨리 마시면
일시적으로 기억을 잃을 수도 있어.
이런 걸 '필름이 끊긴다'고 해.

술을 마시는 게 멋져 보일 수도 있어

술을 많이 마시는 청소년들은 술을 아예 안 마시거나 아주 조금 마시는 청소년과는 뇌가 다르게 발달해. 뇌는 청소년기를 거치며 20세~25세가 될 때까지 계속 성장해. 특히 몇몇 뉴런들 사이의 연결을 끊어 가면서 말이야. 술을 너무 많이 마시는 청소년들은 이런 뉴런 사이의 연결이 너무 일찍 끊기거나, 서로 연결되어야 할 곳들이 연결되지 못해.

대마초를 피우는 청소년들한테서는 술을 마시는 청소년들과 반대 현상이 나타나. 뉴런 사이의 연결이 필요한 만큼 빠르게 끊어지지가 않는 거지.

술이나 대마초는 뇌의 기능에도 영향을 끼쳐. 술을 마시는 청소년들 뇌의 전두엽은 몇 십 초 동안 정보를 기억하고 조작해야 하는(작업 기억) 과제를 할 때와 기계적인 사고를 넘어서야 하는 과제를 할 때 훨씬 강력하게

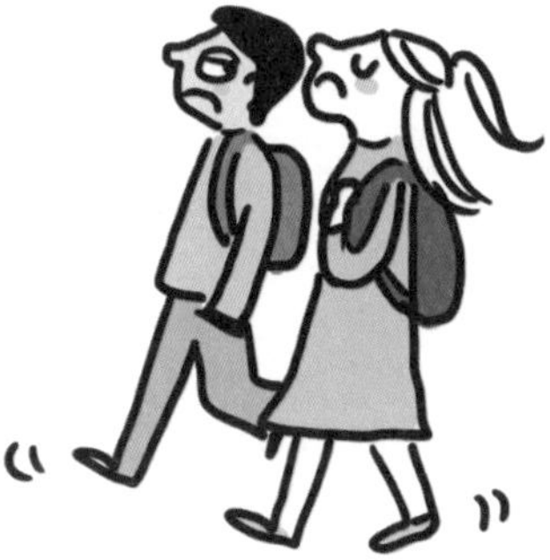

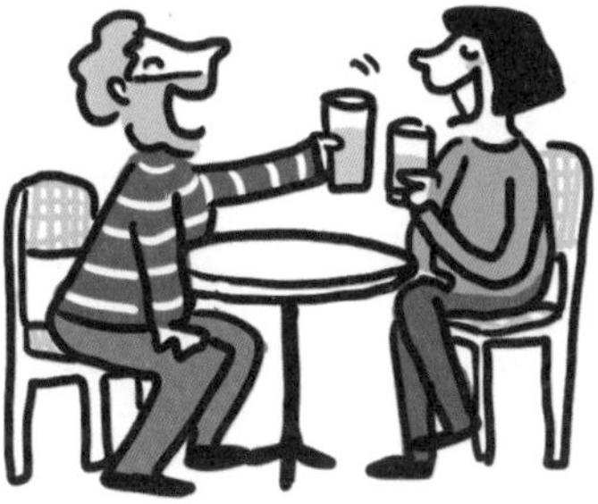

활동해. 술을 마시는 청소년들의 뇌는 술을 마시지 않는 청소년들의 뇌보다 능률이 떨어지기 때문에, 더 강력하게 활동을 해야 하는 거지.

마지막으로, 술이나 대마초 같은 물질들은 신경 섬유가 발달하는 데에도 영향을 끼쳐. 청소년기가 되면 이런 신경 섬유는 지방층인 미엘린으로 뒤덮여. 미엘린은 신경임펄스가 더 빠르게 퍼질 수 있게 도와줘. 술과 대마초를 하는 청소년들에게서는 이런 미엘린 층이 적게 나타나.

그렇기 때문에 대마초를 하거나 술을 마시는 청소년들은 **학습에 어려움을 겪어**. 뒤 이어 살펴보겠지만, 정신 질환이 발생할 위험도 높일 수가 있어. 대마초와 술이 뇌에 끼치는 영향은 이걸 끊는다고 해서 반드시 돌이킬 수 있는 것도 아니야! 가장 멋있는 행동은 바로 술도 대마초도 아예 시작하지 않는 거야!

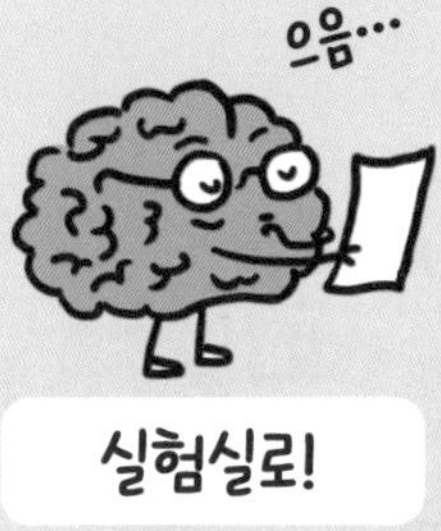

술과 대마초를 하는 청소년들의 뇌에 관한 연구를 보면 정말 걱정스러워. 연구자들은 4년 동안 청소년들을 추적 관찰하면서 대마초를 피우는 청소년들은, 설령 그게 어쩌다 한 번일지라도, 기억력과 추론 능력이 떨어진다는 사실을 확인했어.

청소년들을 16세 때부터 25세까지 추적 관찰한 또 다른 연구 결과를 보면, **16세에 술과 대마초를 많이 했던 청소년이 25세가 되자, 기억력과 추론 능력이 떨어지는** 데다가, **집중력과 학습 능력까지 떨어진다**는 사실이 드러났어. 훨씬 더 심각한 점은, 이 두 가지 모두를 지나치게 하다가 끊는 데 성공한 청소년들을 추적 관찰해 보니, 그렇게 끊었어도 25세가 되었을 때 뇌에 결함이 나타났다는 사실이야.

처음 시작한 나이 역시도 뇌에 끼치는 영향을 달라지게 만들어. 16세 이전에 대마초를 피우면 주의력, 단기 집중력, 감정과 행동과 사고를 통제하는 능력에 부정적인 영향을 더 많이 끼쳐. 심지어 청소년 1,000명을 대상으로 한 실험에서는 대마초를 더 많이, 더 일찍부터 시작할수록, 지능 검사로 측정하는 지능 지수(IQ)가 더 많이 떨어진다는 사실을 밝혀냈어. 대마초를 피우는 청소년들은 IQ가 5점까지 떨어지기도 했어. (IQ는 전체 1~160점 범위 가운데 평균이 100점이야.) 그런데 대마초를 끊는다고 해도 점수가 딱히 회복되지는 않아.

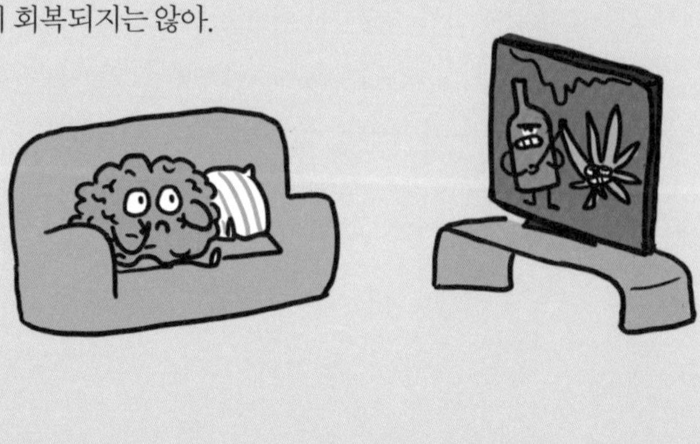

우울해서 대마초를 피우는 청소년들도 있어. **우울증은 청소년기에 가장 많이 나타나는 정신 질환이야.** 청소년들 15~20%가 우울증을 겪어. 여자아이들 비율이 남자아이들보다 두 배 더 많아. 우울증은 자살 위험을 높이는 심각한 질환이야. 해마다 스스로 목숨을 끊는 청소년들 가운데 절반이 우울증을 앓고 있었어. 우울증은 어린이보다는 청소년에게서 더 많이 나타나. 사춘기에 이르러 호르몬이 변화하면 뇌가 스트레스를 더 견디기 힘들어하기 때문이야. 트라우마를 겪거나 극심한 스트레스를 받는 상황에 처한 청소년들은 우울증에 걸릴 위험이 더 커. 특히 가족 중에 우울증을 앓았던 사람이 있으면 더더욱 그렇지.

우울증에 걸릴 위험은 뇌에 있는 두 가지 시스템의 기능과도 관련이 있어. 첫 번째는 스트레스 반응과 관련이 있고, '스트레스 호르몬'인 코르티솔을 분비하는 시스템이야. 이 시스템이 아주 강력하게 활동하는 사람들은 스트레스를 잘 다루지 못하고, 그래서 우울증에 걸릴 확률이 높아.

두 번째는 보상 시스템이야. 둘레엽과 전두엽과 관련이 있어. 우울증에 걸린 사람들은 이 시스템이 훨씬 약하게 활동해. 예전에는 즐거웠던 일이

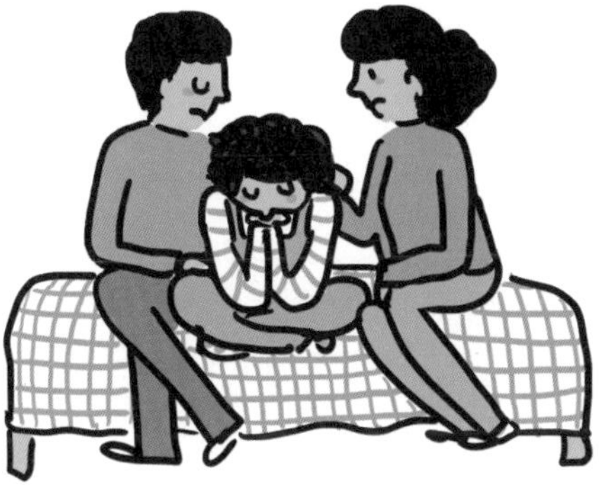

더 이상 관심이 없거나 즐겁지 않게 느껴진다면, 또 거의 항상 피곤하고 기운이 없다면, 부모님께 말하고 심리 상담사나 정신과 의사 같은 전문가를 찾아가 봐.

어떤 경우에는 대마초가 정신분열증 같은 정신 질환까지도 일으킬 수 있어. 정신 질환을 겪은 가족이 있거나, 15세 이전에 대마초를 피우기 시작한 청소년들일수록 더 위험하지. 주의할 점은, 사람들이 흔히 생각하는 것처럼 정신분열증에 걸렸다고 해서 인격이 두 개가 되는 건 아니라는 거야. 이 질병의 특징은 환청이나 환각, 감정을 느끼거나 표현하기가 어려운 것, 명료하지가 않은 말 등이야. 환자들의 일상생활을 아주 힘들게 하지만, 다행히 정신과 의사가 해결해 줄 수 있는 질병이야.

그래도 담배는 괜찮지 않아?

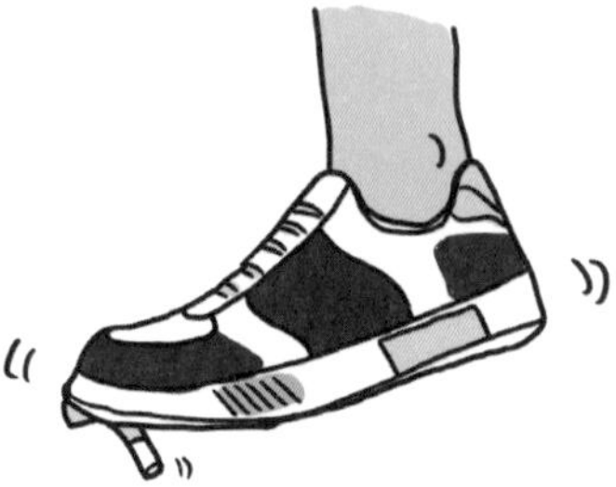

담배는 술이나 대마초처럼 뇌에 극단적인 영향을 끼치지는 않아. 그렇지만 주의해야 해. 그렇다고 해서 아무런 영향도 없다는 뜻은 아니거든. 뇌에는 니코틴 수용체가 있는데, 니코틴을 만나면 수용체가 바뀌어. 바로 이 때문에 흡연자들이 담배를 피우고 싶은 기분이 드는 거지.

담배를 피우는 기간과 양이 늘어날수록 암에 걸릴 위험도 높아져. 담배를 하루에 한 개비씩 10년 동안 피우는 게 사실은 하루에 한 갑씩 1년 동안 피우는 것보다 더 위험해.

그러니까 청소년 시절부터 담배를 피우기 시작한다면, 어른이 되었을 때 암에 걸릴 위험이 아주 커질 거야. 흡연을 더 일찍 시작했기 때문에, 담배를 피운 기간도 더 길 테니까. 담배를 피운다면, 운동을 한다고 해서 담배가 끼치는 부정적인 영향을 막아 주거나 암이 발생할 위험을 줄여 주지는 못해. 그리고 사람들이 흔히 알고 있는 것과는 반대로, 대기 오염이 암 발병 위험을 높인다고는 하지만, 대기 오염 때문에 암에 걸리는 경우는 1%인 데 반해서 담배 때문에 암에 걸리는 경우는 19%야. 그러니까 담배는 아예 시작하지 않는 게 낫겠지!

잠시 그런 걸까, 아니면 이미 만성이 된 걸까?

청소년기에는 깔깔거리며 웃다가도 눈물이 나고, 뚜렷한 이유도 없이
갑자기 모든 게 허무하다고 느껴져. 그게 당연한 일이야.
그렇지만 어떤 청소년들은 이게 단순히 잠깐 기분이 안 좋은 것 이상으로
느낄 수도 있어. 이 퀴즈를 풀어 보면 네가 어떤 상태인지 알아볼 수 있어.

최근 2주 동안, 아무 데도 관심이 생기지 않거나, 아무것도 기쁘지 않다고 느낀 적이 얼마나 돼?

- ● 전혀 없다.
- ★ 절반 이상.
- ▲ 거의 날마다.

최근 2주 동안, 기운이 없다거나 우울하다고 느낀 적이 얼마나 돼?

- ● 전혀 없다.
- ★ 절반 이상.
- ▲ 거의 날마다.

만약 두 질문 가운데 하나라도 ★나 ▲를 답으로 골랐다면, 스스로 감당하기에는
조금 무거운 짐을 짊어지고 있다는 신호야. 망설이지 말고 믿을 수 있는 어른에게
이야기를 하고, 해결책을 찾도록 도와줄 심리 상담사를 찾아가 봐.

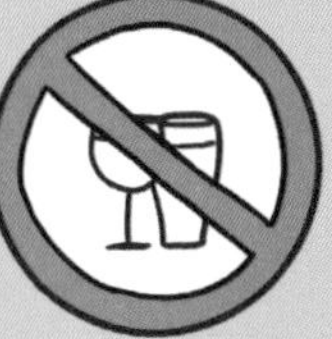

술을 먹어도 괜찮을까?

루머일까, 사실일까? 사람들이 흔히 생각하는
고정관념에 대한 질문이야. 얼마나 알고 있는지 시험해 봐.

술은 힘을 나게 해 준다.

❑루머 ❑사실

루머야. 오히려 그 반대야. 술은 움직이거나, 말하거나, 심지어는 생각하는 속도를 느리게 만들고, 나중에는 졸음을 불러일으켜. 어릴수록 훨씬 더 나쁜 영향을 끼치지. 반사 능력이 훨씬 빠르게 줄어들어서, 큰 사고가 날 위험이 높아져.

여자아이와 남자아이는
술 앞에서 평등하지 않다.

❑루머 ❑사실

사실이야. 여자아이와 남자아이가 똑같은 양의 술을 먹어도, 여자아이의 혈액 속 알코올 농도가 더 높아져.

찬물로 샤워를 하면 완전 술이
깨고 멀쩡해진다고!

❑루머 ❑사실

루머야. 그렇게 하면 멀쩡해진 것 같은 기분이 들 수도 있지만, 그렇다고 해서 알코올 농도가 줄어들지는 않아. 유일한 해결책은 시간뿐이야. 운동을 하거나 커피를 마시는 것 역시도 술을 깨는 데는 도움이 안 돼!

술은 몸에 있는 거의 모든 기관에
해를 끼친다.

❑루머 ❑사실

사실이야. 술은 몸에 있는 거의 모든 기관에 해를 끼치고, 60가지가 넘는 질병을 일으키는 원인이야. 나이가 어릴 때는 몸에 있는 기관도 훨씬 연약해. 특히 뇌가 말이야. 술은 청소년의 성장이나 성생활에도 안 좋은 영향을 끼칠 수 있어.

추울 때 몸을 따뜻하게 하려면
술 한 잔만 한 게 없지!

❑루머 ❑사실

루머야. 술은 오히려 그 반대 효과를 내. 술은 혈관을 팽창시키는데, 그러면 처음에는 더워지는 기분이 들 수 있어. 그렇지만 문제는 이렇게 팽창하면 열이 더 빨리 빠져나간다는 거야.

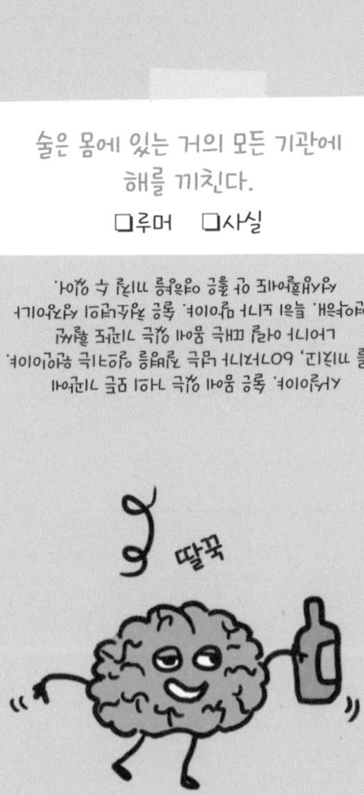

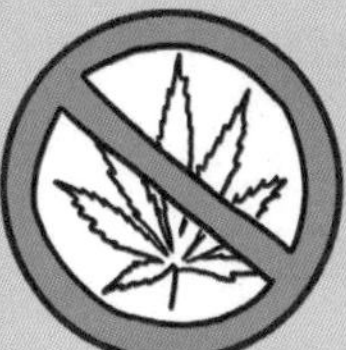

담배와 마약, 별로 심각한 문제가 아니라고?

루머일까, 사실일까?
사람들이 흔히 생각하는 고정관념에 대한 질문이야.
얼마나 알고 있는지 시험해 봐.

담배나 대마초는
한 번 피우면 중독된다.
❑루머 ❑사실

루머야. 의존은(또는 중독은)
금단증상(스트레스, 불안, 수면 장애, 불쾌감)을
겪지 않고는 담배, 대마초, 또는 술 소비를
멈추거나 줄일 수 없는 걸 가리켜.

대마초를 피우고 나서 스쿠터나 자동차를
운전해도 아무런 문제가 없다.
❑루머 ❑사실

루머야. 대마초를 피우면 도로에서 사망
사고가 날 확률이 65% 증가하고,
대마초와 함께 술도 마셨을 경우에는
2,900%(29배)가 높아져.

담배는 마약이다.
❑루머 ❑사실

사실이야. 담배는 마약의 일종이야.
담배를 피우면 담뱃잎에 들어 있는
니코틴에 의존하게 돼.

대마초를 피우면 잠을 잘 잔다.
❑루머 ❑사실

루머야. 대마초를 피우면 잠이 잘 오기는 하지만,
잠의 질이 떨어져. 대마초를 피우던 사람이
대마초를 끊으면, 꿈이나 악몽을 더 자주 꾸게
될 수가 있어서 수면 사이클이 원래대로
돌아오는 데에 몇 주가 걸려.

대마초는 중독되지 않는다.
❑루머 ❑사실

루머야. 대마초를 피우는 사람 가운데
약 10%가 대마초에 의존하고 있어. 청소년이나 청년기에
대마초를 피우기 시작할 경우에는 의존하게 될 위험이
두 배는 높아지지. 마찬가지로, 1주일에 여러 번 대마초를
피운다면 의존하게 될 위험이 25~50%만큼 높아져.

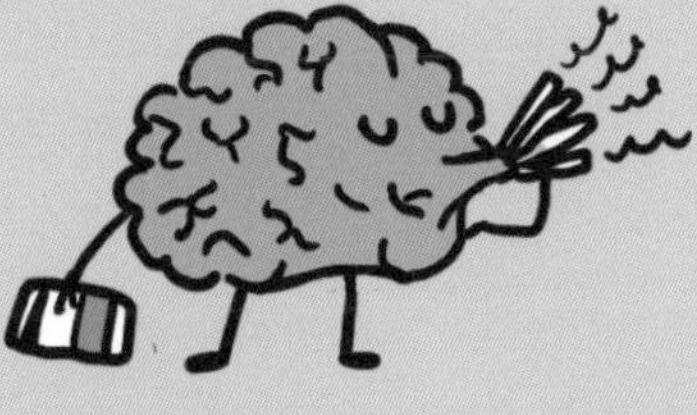

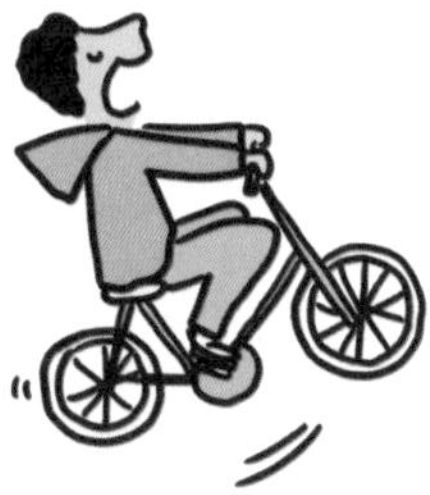

그래서 결론은!

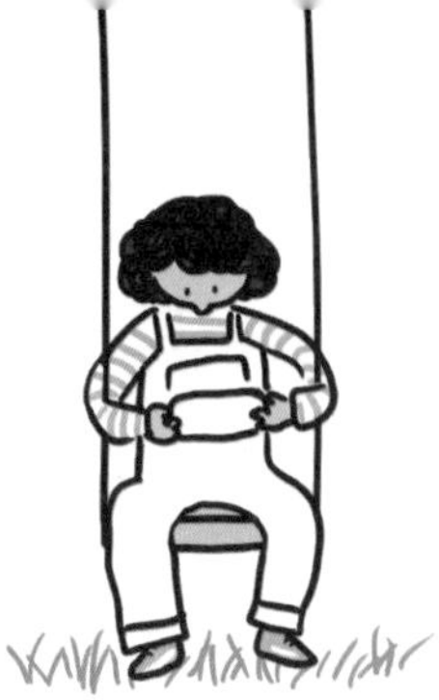

더 이상 어린이도 아니고, 그렇다고 완전히 어른이 된 것도 아닌 청소년기에 접어들면서부터, 이런 말을 많이 들어 봤을 거야. 청소년들은 약해 빠졌고, 뭘 원하는지도 잘 모르고, 아무것도 아닌 일에 화를 내고, 무모하게 행동을 한다고 말이야.

그렇지만 이런 말을 하는 어른들은 자기들도 한때는 청소년이었다는 사실을 까먹은 거야. 긍정적이든 부정적이든 청소년기에는 모든 감정을 훨씬 강렬하게 느낀다는 사실을 어른들은 잊어버렸어. 청소년기에는 뇌가 완전히 재구성되는 시기이기 때문에, **모든 감정을 더욱 강하게 느끼는 거야.**

뇌 덕분에 우리는 세상과 다른 사람들을 인식하고, 배우고, 감정을 느끼고, 친구들을 사귀고, 사랑에 빠지고, 이성적으로 사고하고, 자제하고, 결정을 내리고, 꿈을 꾸고, 창의력을 발휘할 수가 있어. **뇌는 바로 우리 자신이야!**

뇌는 특별한 능력을 지니고 있지만, 그렇다고 해서 실수를 아예 안 하는 건 아니야. 뇌도 때로는 깜박 속아 넘어가서 잘못을 저지를 수도 있어. 그래서 자기 의견을 확고하게 만들고, 비판적 사고를 하는 법을 배워야 하는 거지.

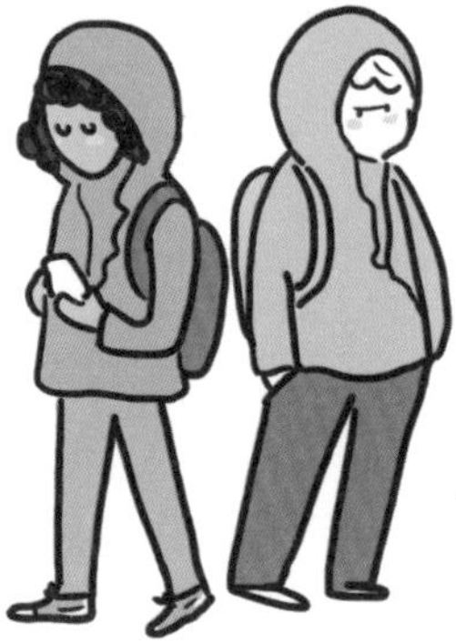

청소년기의 뇌는 어른들에 비해서 감정을 훨씬 더 강하게 느껴. 그래서 정의롭지 못한 모습을 보면 훨씬 더 민감하게 반응하게 돼. 그래서 네가 마음속에 품고 있는 정의를 지키기 위해 행동에 나서도록 만들어 줄 거야. 그리고 넘어야 할 크나큰 도전거리도 세상에는 많이 있지! 차별에 맞서는 것이든, 아니면 더욱 생태 친화적인 삶의 양식을 받아들이는 것이든 말이야!

청소년으로 살아간다는 건 아니라고 말할 용기를 품고, 어른들이 포기한 일에 나서는 것이기도 해. 운명은 네 손 안에 있어. 어떤 선택을 내리고 어떤 행동을 하는지에 따라서, 세상을 바꾸고 더 살기 좋은 곳으로 만들 수 있는 힘이 생겨.

네가 나설 차례야!

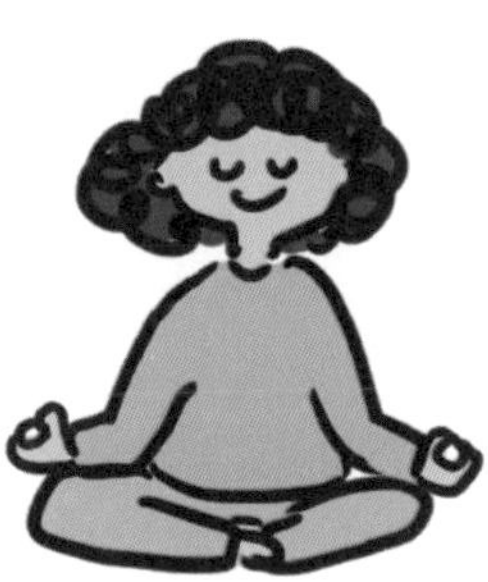

용어 설명

편도체

아몬드 모양으로 생긴 편도체는 두 개가 있는데, 해마 바로 옆에 있는 게 있고, 측두엽 안쪽에 있는 게 있어. 감정을 인식하고 느끼는 데에 중요한 역할을 해.

보상 회로

피질 구조와 피질 아래의 구조를 모두 통합하는 뇌의 네트워크야. 여기서 기쁨이라는 감정과 신체적 또는 심리적 만족이라는 감정이 생겨나지.

안와전두피질

눈구멍 바로 위에 자리 잡고 있는 전전두피질의 일부야. 감정을 처리하고, 결정을 내리고, 보상 회로의 일에도 관여해.

도파민

뇌에서 신경전달물질 역할을 하는 수많은 화학물질 가운데 한 종류야. 도파민은 특히 보상 체계와 관련이 깊어.

해마

측두엽 안에 있는 영역이야. 기억과 학습 능력을 담당해.

뇌하수체

뇌 아래쪽에 있는 선이고, 시상하부와 연결이 되어 있어. 특히 사춘기에 신체 변화를 일으키는 호르몬을 분비해.

시상하부

뇌의 아래쪽에 있는 영역으로, 인체의 핵심적인 기능(배고픔, 목마름, 기상 등등)을 통제하는 아주 중요한 역할을 맡고 있어.

MRI(자기공명영상촬영)

컴퓨터와 연결된 단층 촬영 카메라를 이용해서 뇌를 관찰하는 검사야.

미엘린

뉴런의 축삭을 둘러싸고 있는 막이야. 이 막은 신경전달물질을 더 빨리 전달하게 만들어.

뉴런

뇌를 이루는 가장 기본적인 단위인 뉴런은 세포체로 이뤄진 신경세포야.
여기에는 세포핵과 함께 작은 안테나인 수상돌기가 나 있는데, 수상돌기 덕분에 뉴런들 사이에서 소통을 할 수가 있어. 뉴런에는 특별한 축삭도 있어.
주로 10cm 정도 되는 긴 관처럼 생겼는데,(척주를 통해서 몸까지 1m에 이르기도 해.) 정보를 다른 뉴런으로 전달해 주는 역할을 해.

신경전달물질

뉴런 사이에서 시냅스를 통해 정보를 실어 나르는 화학 분자야.

가소성

뇌가 무언가를 배우거나 새로운 환경에 적응하기 위해 뉴런 네트워크를 바꾸는 능력이야.

시냅스

뉴런들 사이에 있는 영역인데, 신경전달물질을 이용해 정보가 한 뉴런에서 다른 뉴런으로 이동할 수 있게 해 줘.

그레구아르 보스트와 마티유 카소티

파리 시테대학교 아동청소년 심리학 및 신경과학과 교수고, 파리에 있는 소르본대학의 라시데 연구소에서 연구를 하고 있어. 그런데 청소년 시절 두 사람의 머릿속에선 과연 어떤 일이 벌어졌을까?

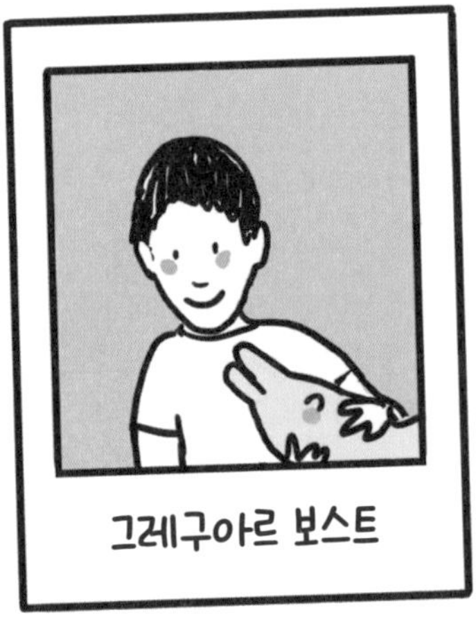

그레구아르 보스트

청소년 시절 난 정말 형편없는 학생이었어. 학교에 가면 재미있는 게 하나도 없었거든. 그렇지만 언젠가는 연구자가 될 거라고 생각했어. 어렸을 때부터 돌고래의 뇌가 궁금했거든. 다행히 어른이 되어 이렇게 아이들과 청소년의 뇌를 연구하는 사람이 되었어. 정말 신나는 일이야! 연구를 통해 새롭게 발견한 내용을 바탕으로 나는 '학교'를 바꿔 보고 싶어. 모든 청소년들이 행복하게 지낼 수 있는 학교가 되도록 말이야.

청소년 시절에 나는 영화감독이 되고 싶었어. 심지어 심리학과에 들어간 까닭도 영화감독이 되고 싶어서였지. 인간의 뇌가 어떻게 작동하는지를 이해하면, 훨씬 더 좋은 영화를 만들 수 있을 거라고 생각했거든. 영화감독이 되지는 않았지만, 창의성은 여전히 내 연구의 주된 관심사야.
나는 청소년들의 창의적인 뇌를 자극하는 방법을 개발하고 있거든.

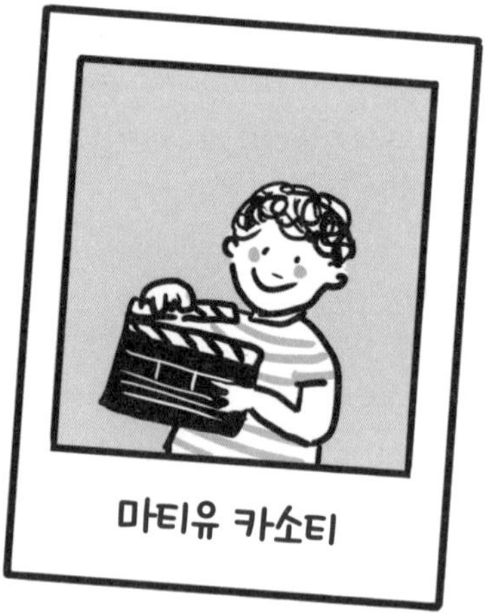

마티유 카소티

C'EST (PAS) MOI,
C'EST MON CERVEAU!

청소년을 위한

뇌 사전

네 머릿속에서 벌어지는 일들을 알려 주는 책

초판 1쇄 2024년 7월 1일 | **2쇄** 2024년 10월 14일

글 그레구아르 보스트 · 마티유 카소티 | **그림** 클레망틴 라트롱 | **옮긴이** 장한라
펴낸이 황정임 | **총괄본부장** 김영숙 | **편집** 김로미 김선의 이루오 | **디자인** 김태윤 이선영
마케팅 이수빈 윤인혜 | **경영지원** 손향숙 | **제작** 이재민

펴낸곳 초록서재 | **주소** (10880) 경기도 파주시 교하로875번길 31-14 1층
전화 (031)942-5379 | **팩스** (031)942-5378
홈페이지 yellowpig.co.kr | **인스타그램** @greenlibrary_pub
등록번호 제406-2015-000137호 | **등록일자** 2015년 11월 5일

ISBN 979-11-92273-28-0 43510